TRAVAIL DU LABORATOIRE DE M. LE Dr P. MARIE

ÉTUDE

SUR

L'ANATOMIE PATHOLOGIQUE

DE

LA MALADIE DE FRIEDREICH

PAR

Le Dr Jules VINCELET
DE L'UNIVERSITÉ DE PARIS
ANCIEN INTERNE DE L'HOTEL-DIEU DE LAON (AISNE)

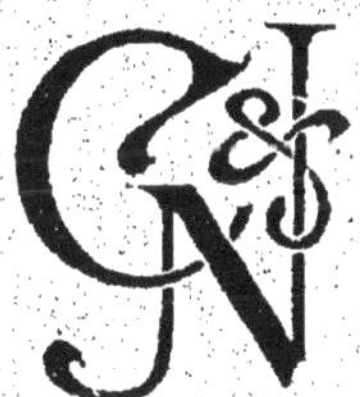

PARIS
GEORGES CARRÉ ET C. NAUD, ÉDITEURS
3, RUE RACINE, 3
1900

TRAVAIL DU LABORATOIRE DE M. LE Dr P. MARIE

ÉTUDE

SUR

L'ANATOMIE PATHOLOGIQUE

DE

LA MALADIE DE FRIEDREICH

PAR

Le Dr Jules VINCELET

DE L'UNIVERSITÉ DE PARIS

ANCIEN INTERNE DE L'HOTEL-DIEU DE LAON (AISNE)

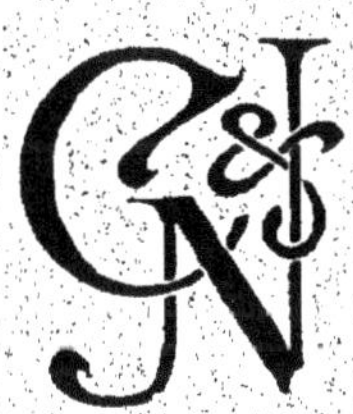

PARIS

GEORGES CARRÉ ET C. NAUD, ÉDITEURS

3, RUE RACINE, 3

—

1900

A LA MÉMOIRE VÉNÉRÉE

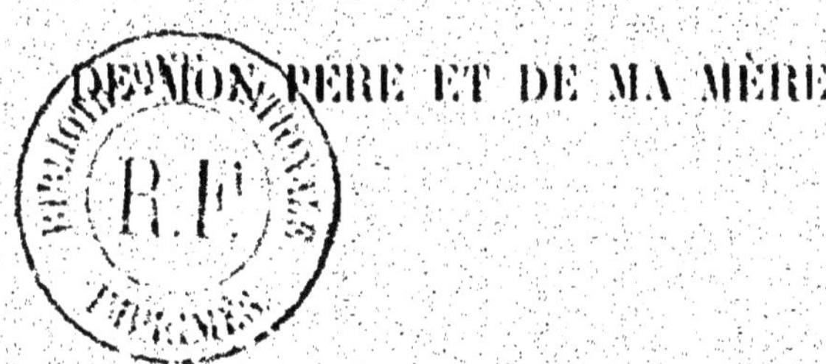

DE MON PÈRE ET DE MA MÈRE

A MON FRÈRE

A MES PARENTS ET AMIS

A MON PRÉSIDENT DE THÈSE

M. LE PROFESSEUR DEBOVE

PROFESSEUR DE PATHOLOGIE A LA FACULTÉ
MEMBRE DE L'ACADÉMIE DE MÉDECINE
MÉDECIN DE L'HOPITAL BEAUJON
OFFICIER DE LA LÉGION D'HONNEUR

INTRODUCTION

L'étude de l'anatomie pathologique de la maladie de Friedreich présente encore des obscurités, ce qui tient à la rareté des examens histologiques. Aussi ayant eu la bonne fortune de pouvoir étudier deux cas de cette maladie avons-nous cru pouvoir faire notre thèse sur cette question d'anatomie pathologique. Notre travail n'a pas d'autre intention que d'exposer des résultats qui pourront être utiles dans l'avenir.

Si cette modeste œuvre présente quelque intérêt, nous devons en rapporter tout l'honneur à M. le professeur agrégé P. Marie, qui avec sa grande libéralité nous a introduit dans son laboratoire de Bicêtre, si connu de tous les neurologues.

Il a de plus mis à notre disposition les ressources de son service, véritable musée clinique et de sa bibliothèque, il nous a aidé de ses conseils précieux : que M. le professeur agrégé Marie reçoive ici l'expression de notre profonde gratitude.

Nous devons remercier aussi tous les maîtres excellents qui ont fait notre instruction médicale ou chirurgicale et ne nous ont ménagé ni leurs leçons, ni leurs conseils, ni leur bienveillance.

MM. les Drs Leroux, Lebec, Tison de l'hôpital Saint-Joseph, mon ami le Dr Dupont nous ont enseigné les éléments de l'art médical.

Le regretté Pr Straus, à la mémoire duquel nous rendons ici l'hommage ému de notre entière reconnaissance et de notre grande affection, le professeur de clinique chirurgicale Tillaux, MM. les professeurs agrégés Delbet, Lejars, Ricard, MM. Dreyfus-Brisac, médecin de Lariboisière qui nous a témoigné particulièrement, pendant notre long séjour dans son service, sa bienveillance, Babinski, médecin de la Pitié, qui nous a enseigné l'étude des affections nerveuses, Balzer, médecin de Saint-Louis, qui nous a enseigné la dermatologie, ont été nos maîtres dans les hôpitaux.

M. le Pr Pinard et le professeur agrégé Champetier de Ribes nous ont enseigné l'art de l'obstétrique.

Nous devons une mention particulière à M. Lion, médecin des hôpitaux et à M. Gallois, assistant de consultation, qui ont été pour nous les meilleurs des maîtres, au service de consultation de Lariboisière.

Enfin, qu'il nous soit permis de remercier notre excellent maître M. le Dr Lefèvre, ancien interne des hôpitaux, médecin en chef de l'Hôtel-Dieu de Laon, qui pendant notre internat nous a prodigué les conseils les plus précieux.

Je remercie mon savant ami Couvelaire de m'avoir présenté à Bicêtre MM. Ferrand, Crouzon et Pécharmant, internes du service de M. P. Marie, de leur bienveillance à mon égard, et M. GARDNER, interne des hôpitaux de la complaisance qu'il a mise à me traduire les auteurs anglais.

Que M. le Pr DEBOVE, qui a bien voulu nous faire l'honneur d'accepter la présidence de notre thèse, reçoive tous nos remerciements et l'hommage de notre respectueuse reconnaissance.

HISTORIQUE

La maladie de Friedreich, après avoir été désignée sous les noms d'ataxie héréditaire (Friedreich), d'ataxie familiale (Féré), de sclérose combinée (Kahler et Pick), a reçu le nom qu'elle porte de Brousse, en 1882.

Quelques années après la publication de Duchenne, de Boulogne (1858 et 1859) sur l'ataxie locomotrice progressive, N. Friedreich, en 1861, au congrès des naturalistes et médecins allemands, réunis à Spire, fait la première communication sur l'affection qui nous occupe basée sur six observations cliniques. Friedreich faisait rentrer ces cas dans l'ataxie locomotrice, et s'appuyait sur eux pour démontrer que la description de Duchenne était incomplète et surtout inexacte.

En 1863 dans un mémoire publié sous le titre de « Dégénérescence atrophique des cordons postérieurs de la moelle » et où sont relatées les trois premières autopsies, Friedreich se montre plus catégorique et affirme l'existence d'une maladie nouvelle.

Mais ses conclusions anatomo-cliniques ne furent pas acceptées par le monde savant : Topinard, Erb, Eulenburg, Jaccoud, Möbius, Grasset, Strümpell, Carpenter,

Gowers, font rentrer la maladie de Friedreich dans le cadre de l'ataxie locomotrice. Charcot, Vulpian, Bourneville dans celui de la sclérose en plaques.

En 1876, Friedreich fait paraître deux mémoires successifs, avec cinq nouveaux cas dont deux dûs à Quincque, de Berne, et le résultat d'une autopsie pratiquée par Schultze. Il répond aux objections faites par les auteurs, et accepte pour l'entité morbide décrite par lui, le nom « d'ataxie héréditaire » trouvé par Eisenmann.

Bientôt des cas sont publiés un peu partout à l'étranger :

Carpenter, Kellog, Dreschfeld, Gowers, en Angleterre ; Kahler et Pick, Schmid, Schultze, Möbius, Leubuscher, Rütimeyer en Allemagne ; Bianchi, Seppili, en Italie.

En France un cas de maladie de Friedreich non diagnostiqué avait été publié dans la thèse de Carré (1862), mais le premier travail consacré à la maladie de Friedreich est la thèse de Brousse en 1882, qui donne son nom à l'affection, mais malheureusement on est d'accord aujourd'hui pour admettre que l'observation avec autopsie rapportée par l'auteur n'appartient pas à la maladie de Friedreich. En 1884, Charcot dans une leçon clinique à la Salpêtrière présente pour la première fois en France un malade atteint de maladie de Friedreich.

A partir de cette époque les cas se succèdent nombreux et bien observés, nous citerons ceux de Joffroy, Blocq, Gilles de la Tourette et Huet, Soca.

En 1888, Soca fait paraître sa très remarquable thèse qui reste encore, au point de vue clinique du moins, le meilleur travail sur la question. En 1889, Ladame de Genève publie une intéressante revue générale sur la question.

Mais si les observations cliniques sont nombreuses, les examens anatomo-pathologiques sont encore rares.

Le premier publié en France est celui de Letulle et Vaquez, en 1890, avec examen fait par Déjerine et Letulle, ces auteurs en tirèrent des conclusions qui ne furent pas acceptées dans la suite. Auscher la même année présentait à la *Société de Biologie* un nouveau cas avec examen histologique, et encore en 1890, Blocq et Marinesco rapportent l'anatomie pathologique d'un cas observé en commun avec Gilles de la Tourette et Huet.

Au chapitre de l'anatomie pathologique nous finirons l'énumération des auteurs qui se sont occupés de cette question.

ÉTIOLOGIE

Hérédité. — Un des caractères principaux de la maladie de Friedreich c'est qu'elle est une *maladie familiale*, c'est-à-dire qu'elle frappe plusieurs membres d'une même famille. Trois, quatre, cinq frères et sœurs sont consécutivement atteints. Friedreich avait bien remarqué ce caractère familial et avait même donné le nom d'« ataxie héréditaire » à l'affection qui porte son nom. Dans quelques rares exceptions, la maladie se retrouve dans les ascendants : le père ou la mère et un certain nombre de leurs enfants sont atteints de maladie de Friedreich. Dans quelques cas même la maladie pourrait se transmettre d'une génération à l'autre. Mais ces cas sont très rares et sont même mis en doute par plusieurs auteurs.

Un tableau donné par Vizioli (*Giornale di Neuropatologia*, 1885) met bien en valeur ce rôle de l'hérédité.

PREMIÈRE GÉNÉRATION

PÈRE	MÈRE
Irritable, buveur; mort à 75 ans d'une attaque d'apoplexie.	Originale; a eu des convulsions dans son enfance; accès fréquents d'hémicranie; morte à 72 ans.

DEUXIÈME GÉNÉRATION

1. Fille, hémiatrophie de la face, absence congénitale de l'oreille gauche; morte à 46 ans.	8. Fils, irritable.
2. Fils mort à 3 ans.	9. Fils, buveur.
3. Fils, *ataxique*, mort à 20 ans.	10. Fille, irritable.
4. Fils, mort à 9 mois.	11. Fille, ataxique.
5. Fils, *ataxique*, mort à 26 ans.	12. Fille, *ataxique*.
6. Fils, hypocondriaque, mort à 40 ans.	13. Fils, *ataxique*.
7. Fils, *ataxique*.	14. Fille, *ataxique*.
	15. Fils.
	16. Fils, *ataxique*, mort à 6 ans.

1. Fils, mort à 6 ans.	2 enfants bien portants.
2. Fils, *ataxique*.	
3. Fils, *ataxique*.	
4. Fils, âgé de 21 mois, sujet à l'insomnie.	
5. Fille, âgée de 1 mois, sujette à l'insomnie.	

La maladie de Friedreich n'est pas constamment une maladie familiale et l'on peut citer de nombreux cas isolés : un seul enfant dans une famille est atteint quand ses frères et sœurs en sont exempts.

Soca à ce propos fait remarquer que le fait se produit surtout dans les familles peu nombreuses et il en conclut que si ces familles étaient plus nombreuses, il y aurait certainement quelques-uns des enfants atteints de maladie de Friedreich. La chose est possible, mais nous devons nous borner à conclure que dans une famille tous les enfants ne sont pas frappés par la maladie de Friedreich, parce que l'un des membres en est atteint. Notre malade Hur... rentrait dans cette catégorie.

Antécédents pathologiques. — On trouve souvent des antécédents nerveux chez les parents du malade, antécédents fort variables et qui n'ont pas grande signification. M. de Sà (*Boll. da. Soc. de méd. e cir. do Rio de Janeiro*, 1888) a publié un cas de maladie de Friedreich chez un enfant de 8 ans, dans la famille duquel on comptait deux personnes atteintes de tabes dorsalis. Ormerod (*Brain*, 1888) a relevé dans les antécédents de deux enfants de la même famille une mère atteinte de sclérose latérale amyotrophique.

Brown (*The journal of nervous and ment. diseases*, 1890) a publié les observations de deux malades, dont l'un avait un oncle dément, et l'autre une grand'mère épileptique.

Causes occasionnelles. — Il n'y a rien de bien particulier à relever à ce sujet, le plus souvent la maladie de Friedreich se développe sans cesse occasionnelle spéciale.

Cependant chez quelques-uns la maladie de Friedreich a paru se développer à la suite d'une maladie infectieuse, telle que rougeole, scarlatine, variole. Voici ce que dit P. Marie à ce sujet (*Maladies de la Moelle*) : « Il est peu vraisemblable qu'il s'agisse là d'une relation directe de cause à effet, étant donnée la nature héréditaire de l'affection, mais on peut fort bien admettre que celle-ci ait éprouvé pour ainsi dire un coup de fouet sous l'influence de la maladie infectieuse, et que l'apparition de ces symptômes s'en soit trouvée accélérée d'autant. »

M. P. Marie s'est demandé si la syphilis comme dans le tabes ne jouerait pas un rôle dans l'étiologie de la maladie de Friedreich, si celle-ci n'était pas due à l'hérédo-syphilis ; mais les recherches auxquelles il s'est livré à ce sujet n'ont donné aucun résultat ; et l'on ne peut admettre, pour le moment, la nature syphilitique de cette affection.

Age. — La maladie de Friedreich est une maladie du jeune âge, non seulement de la puberté comme le pensait Friedreich, mais de l'enfance. Soca sur 76 cas n'en a pas trouvé moins des deux tiers dans lesquels la maladie s'était montrée avant 14 ans ; chez quelques uns même, les premiers symptômes auraient été observés dès les premiers mois de la vie. Vizioli (*Loc. cit.*) sur un total de 60 cas en a relevé :

20	où la maladie était bien	développée à l'âge de	6 ans.
19	—	—	10 —
10	—	—	15 —
9	—	—	20 —
2	—	—	24 —

A propos de la période de début, Soca a énoncé la loi suivante : dans une même famille l'âge auquel débute la maladie de Friedreich est le même pour chacun des membres qui en sont atteints.

Bonnus (*Thèse*, Paris, 1898) a rapporté plusieurs cas de maladie de Friedreich à début tardif ; les deux dont il rapporte l'histoire avaient été pris à 25 et à 21 ans ; les malades de Dreschfeld à 21, 20, 23, 20, 19 ans ; ceux de Gowers à 21, 18, 19, 18 ans, mais prudemment l'auteur ajoute qu'il ne s'agit peut-être que de début tardif apparent, car, dit-il, « il est le plus souvent impossible d'affirmer à quel moment exact commence une affection chronique à début insidieux comme celle qui nous occupe ».

SYMPTOMATOLOGIE

A. Troubles moteurs.

Ces troubles constituent le fonds permanent et invariable de la maladie de Friedreich ; aussi doivent-ils être examinés en détail.

a) Troubles de la station. — Au début quand le malade n'est pas encore ataxique, il existe une faiblesse et une fatigue constantes dans les jambes quand il est longtemps debout, c'est ainsi que notre malade Hur... a dû abandonner son métier de filateur parce que les jambes se dérobaient fréquemment sous lui et qu'il faisait à chaque instant des chutes brusques.

A la période d'état la station est caractéristique. Le malade peut à peine se tenir debout, même les jambes écartées ; il est obligé de temps en temps de changer ses pieds de place pour rétablir son équilibre, tout son corps est soumis à des oscillations irrégulières, et sa tête éprouve souvent une série plus ou moins longue de petits mouvements de salutation. Si l'on rapproche les pieds, au balancement s'ajoutent des secousses musculaires de côté et d'autre.

Cette impossibilité de se maintenir debout en équilibre dans une situation donnée en l'absence de tout point d'appui a reçu de Friedreich le nom d'*ataxie statique*.

Le plus fréquemment le signe de Remberg fait défaut.

Friedreich a insisté sur ce que, chez ses malades, la suppression du contrôle de la vue était sans influence sur l'incoordination motrice.

b) ***Troubles de la marche.*** — D. Charcot a nommé la démarche des malades de Friedreich *tabético-cérébelleuse*.

Nous ne pouvons faire mieux que de reproduire la description donnée par Blocq dans son ouvrage des *troubles de la marche dans les maladies du système nerveux*.

« Le sujet s'avance la tête penchée en avant, les yeux obstinément fixés à terre, les bras écartés du tronc. Les pieds se détachent du sol avec brusquerie, sont projetés en avant et en dehors et retombent à l'appui en talonnant. En même temps on voit le malade osciller parfois, exécuter plus rapidement un ou deux pas de côté comme s'il était poussé ; ses jambes semblent s'embarrasser alors l'une dans l'autre, puis il reprend la ligne droite mais pour la quitter de nouveau et ainsi de suite plus ou moins fréquemment ».

Gilles de la Tourette par la méthode des empreintes a trouvé que « le pas est petit, l'écartement latéral de la ligne d'axe ou base de sustentation est fortement élargi : les pieds de même nom passent alternativement des deux côtés de la ligne d'axe ».

c) ***Ataxie des membres supérieurs.*** — L'ataxie au début se révèle, par la difficulté à exécuter les mouvements délicats, tels que ceux qu'exige l'acte de se boutonner, de faire un nœud avec une ficelle, de saisir un petit objet. Plus tard la préhension d'objets même volumineux devient difficile. La main du malade est comme hésitante avant de saisir l'objet, puis tout à coup elle s'élance en quelque sorte sur lui et l'étreint avec exagération.

d) ***Force musculaire.*** — Elle est diminuée.

Le Dr Ribell écrit à propos de notre malade Hur... : « Si on lui fléchit les jambes en le priant de résister à l'effort, on voit que la résistance musculaire est tout de suite vaincue ».

e) ***Mouvements involontaires.*** — Quand les malades sont au repos, on observe du côté des membres et de la tête, des mouvements involontaires qui ont quelque chose de ceux de la chorée, il y a de brusques oscillations de certains muscles de la face, analogues au tic convulsif. Soca a donné à l'ensemble le nom de « nystagmus de la face ».

Chauffard a observé aux doigts des mouvements athétosiques.

B. Troubles de la réflectivité.

a) ***Les réflexes cutanés*** ne présentent rien de caractéristique, la plupart du temps ils sont conservés.

b) ***Les réflexes tendineux*** sont toujours absents ou du moins très diminués.

Le *signe de Babinski* paraît exister. Cestan, dans six cas de maladie de Friedreich observés par lui, a trouvé l'extension de la première phalange du gros orteil.

c) ***Troubles trophiques et vaso-moteurs.*** — Les troubles vaso-moteurs et sécrétoires sont assez fréquents, au pied et à la jambe on a noté du refroidissement, de la coloration bleuâtre, de l'œdème ; du côté des appareils glandulaires on a relevé de la salivation exagérée, de la polyurie, de l'hyperhydrose.

Déviation rachidienne. — Il existe une cyphoscoliose dans la moitié des cas, notre malade Hur... en présentait un exemple. La courbure présente sa convexité à droite dans les 2/3 des cas, elle siège le plus souvent au niveau des vertèbres dorsales. Cette scoliose ne diffère nullement des scolioses ordinaires, mais elle apparait à un âge où d'habitude n'apparaissent pas ces dernières.

Pied-bot. — Il existe dans la plupart des cas un pied-bot d'une espèce particulière, qui n'a pas été observé par Friedreich, mais que Soca a bien décrit. Ce pied-bot consiste en une déformation rappelant l'équinisme, le pied est plus court que normalement, l'avant-pied est large, de profil on constate qu'il est creux à sa face plantaire, tandis que sa face dorsale présente une saillie exagérée. Les orteils revêtent la forme en griffe, mais malgré cela sont encore susceptibles d'un certain degré d'extension volontaire.

Ces déformations sont bilatérales et disparaissent en partie par la station debout. Ce pied-bot existait chez notre malade Hur...

Atrophie musculaire. — Quelquefois et sur différents muscles existe de l'atrophie musculaire. M. Joffroy et M. Déjerine ont observé des cas de ce genre, dans ceux de ce dernier auteur, l'atrophie siégeait tout particulièrement dans les segments périphériques des membres.

Notre second malade, Handeb.... rentrait dans cette catégorie. On observait chez lui de l'atrophie musculaire des extrémités, surtout marquée aux membres supérieurs.

C. Troubles de la sensibilité.

Contrairement à ce qui a lieu dans le tabes, l'incoordination motrice est sans rapport aucun avec les troubles de la sensibilité superficielle et profonde. Les troubles de la sensibilité sont très rares, et en tout cas très peu prononcés quand ils existent.

Chez nos deux malades la sensibilité était intacte dans tous ses modes.

a. **Douleurs.** — Elles n'existent généralement pas, on les a cependant signalées et dans quelques cas elles ont même pu revêtir le caractère de *douleurs fulgurantes* très analogues à celles du tabes.

b. **Anesthésie.** — La sensibilité superficielle est intacte. Cependant quelques auteurs, dont Soca, pensent que cette sensibilité est troublée, mais à un degré si peu accentué, qu'elle semble normale. Dans quelques cas, on a bien observé une hémianesthésie absolue, mais il s'agit alors d'hémianesthésie hystérique comme l'ont démontré MM. Gilles de la Tourette, Blocq et Huet.

c. **Sens musculaire.** — Pour la plupart des auteurs la sensibilité profonde des muscles est conservée.

D. Troubles des organes des sens.

Ces troubles, quand ils existent, ne portent pas, à proprement parler, sur les organes des sens eux-mêmes, mais sur leurs annexes, notamment sur la musculature.

a. Œil. — Dans la majorité des cas il existe du *nystagmus*. Le sens des oscillations rythmiques est en général transversal (nystagmus horizontal) : il peut être aussi vertical. Le nystagmus est égal aux deux yeux : il est peu prononcé, et même disparaît souvent à l'état de repos mais il apparaît ou s'accentue dès que le malade fixe un objet.

C'est un symptôme tardif, qui n'apparaît que 2 ou 3 ans, et même plus tard après le début.

La *paralysie des muscles de l'œil* avec ou sans diplopie peut exister puisque M. Joffroy en a publié un cas, mais c'est là une rareté, car, contrairement à ce qui a lieu dans le tabes, dans la maladie de Friedreich sauf le nystagus, il n'y a pas de troubles oculaires, le *nerf optique* et la *fonction visuelle*, sont indemnes. Les *réactions de la pupille* sont normales ; on ne constate ni immobilité réflexe, ni phénomène d'Argyll Robertson.

b. **Goût, Ouïe, Odorat.** — Rien à signaler.

E. Troubles cérébraux.

a. **Les vertiges** sont assez fréquents, pouvant constituer une sorte d'état vertigineux continu, ou survenir par accès.

b. La **céphalalgie** a été observée dans quelques cas.

c. L'**intelligence** peut être considérée comme normale. Malgré leur facies hébété, ces malades dans leur enfance ont une intelligence à peu près aussi avancée que celle des enfants de leur âge. A l'âge adulte toutefois leur intelligence paraît baisser légèrement.

Notre malade Hur... faisait exception. Vers la fin de sa vie il présenta du délire de persécution. C'est, croyons-nous, la première fois que pareil symptôme a été observé dans la maladie de Friedreich.

Souvent chez ces malades existe un rire bruyant, involontaire et impulsif qui contraste avec leur visage attristé.

d. Embarras de la parole. — C'est un symptôme constant et précoce de la maladie de Friedreich. La parole est lente, pâteuse, inégale (dans une même phrase le malade dit certains mots plus vite que d'autres). La prononciation est parfois indistincte. Le trouble de la parole ressemble à celui de la sclérose en plaques, mais la scansion des mots est moindre ou n'existe pas, de plus la voix est par moments enrouée, bitonale. M. P. Marie écrit : « cette parole ressemble à la démarche cérébelleuse », car elle est, comme celle-ci, pesante, incertaine et titubante.

F. Troubles génito-urinaires.

Très peu marqués, dans de très rares cas, on a constaté un peu d'incontinence d'urine. Quant aux troubles génitaux proprement dits, M. Soca, qui les a recherchés avec soin, prétend qu'ils n'existent pas ; on observerait seulement un retard plus ou moins notable dans la date d'apparition de l'instinct sexuel chez l'homme ou des règles chez la femme.

G. Troubles de l'appareil digestif.

Rien de particulier. On a noté parfois, et notre malade en est un exemple, des troubles de la déglutition, qui tiennent certainement à une paralysie des muscles du voile du palais ou du pharynx.

H. Troubles de l'appareil respiratoire.

Rien à noter.

I. Troubles de l'appareil circulatoire.

On a noté plusieurs fois l'existence de lésions valvulaires du cœur, vraisemblablement d'origine congénitale. Ces lésions n'ont rien qui doivent nous surprendre, car, dans la maladie de Friedreich, l'arrêt de développement de la moelle est une hypothèse qui a été souvent émise.

Observation I

Cette observation est due pour la plus grande partie à M. le Dr Ribet, qui l'a publiée dans sa *Thèse inaugurale*. Paris, 1894.

Auguste Hur..., 34 ans et demi. Maladie de Friedreich ayant débuté à l'âge de 9 ans.

Incoordination motrice des 4 membres.

Troubles de la parole.

Nystagmus dynamique et statique.

Cypho-scoliose.

Pied-bot varus équin.

Abolition des réflexes tendineux.

Intégrité de la sensibilité sous toutes ses formes.

Le nommé Auguste Hur.., âgé de 34 ans et demi, né à Doulcon (Meuse).

Entré à l'hospice de Bicêtre le 12 novembre 1881, service de M. le Dr Déjerine, devenu service de M. P. Marie en 1895.

Antécédents héréditaires. — Père. Rien de particulier dans les antécédents héréditaires. 66 ans, homme de peine, très robuste.

Il a marché très tard, et à 7 ans il a présenté de l'incontinence d'urine jusqu'à l'âge de 13 ans, mais sa santé générale n'a jamais cessé d'être bonne. A l'âge de 32 ans, il a souffert d'un eczéma généralisé qui a duré 3 ou 4 mois et a récidivé à plusieurs reprises sans présenter l'intensité de la première atteinte.

Il avait de fortes habitudes alcooliques et faisait souvent preuve d'une grande irritabilité de caractère. Pas de syphilis.

Mère. 62 ans, n'a jamais été malade. N'est pas nerveuse. Pas d'antécédents névropathiques dans sa famille. Elle a eu 12 enfants qui sont tous du même père. Elle a de plus fait une fausse couche et présenté à deux reprises des grossesses dégénérées (môles hydatiformes). Il n'y a aujourd'hui que deux enfants vivants dont notre malade.

Toutes les grossesses ont été normales : l'accouchement s'est toujours fait à terme, spontanément. La mère a nourri tous ses enfants.

1er enfant. Garçon. Mort à 6 mois. Convulsions ?

2e. Fille. Morte à 6 semaines. Id. ?

3e. Fille. Morte à 5 ans et demi. Méningite tuberculeuse.

4e. Garçon. C'est le malade qui fait le sujet de notre observation. Il est né à terme. Pendant la grossesse, on a constaté de l'hydramnios. Le travail a duré 3 jours, mais s'est terminé sans intervention.

5e. Fille. Morte à 19 ans de granulie aiguë, après le 3e enfant nouvelle grossesse, mais à 4 mois, accouchement spontané d'une môle. 7 mois après, accouchement artificiel d'une deuxième môle toute aussi volumineuse que la première.

6°. Fille. Vivante, 30 ans. Santé délicate pendant son enfance; mariée à 21 ans, a eu 3 enfants.

1 garçon, mort à 6 semaines. Cyanose congénitale ?

1 fille, 8 ans. Coxalgie droite. Signes de scrofulose (ganglions du cou. Végétations adénoïdes du pharynx).

1 fille, 4 ans, bonne santé, actuellement bien portante.

Mari bien portant. Pas d'éthylisme.

Tous les autres enfants (6) sont morts de convulsions à des âges ne dépassant pas 6 mois.

La mère fait observer très nettement que la plupart des fécondations ont eu lieu alors que le mari était en état d'ivresse ou d'excitation alcoolique manifeste. Et elle a remarqué que les habitudes d'intempérance de son mari avaient encore sensiblement augmenté depuis sa 7e grossesse qui s'est terminée par une fausse couche de 3 mois.

La famille, qui habitait la Meuse, est venue à Corbeil en 1867 et a vécu quelques années dans la plus extrême misère. Elle était à peine nourrie et logée dans un rez-de-chaussée très humide.

La maladie de l'enfant a débuté à cette époque, ou plus exactement, la mère en a reconnu alors le premier symptôme, les troubles de la marche.

Auguste H... a été bien portant pendant sa première enfance. Il a marché à 14 mois et n'a jamais eu de maladies, pas même de fièvres éruptives. Il a présenté de l'incontinence d'urine jusqu'à l'âge de 10 ans.

Il était fort intelligent et faisait à l'école de rapides progrès.

Autant qu'il peut rappeler ses souvenirs, il affirme que depuis l'âge de 5 ou 6 ans déjà, il était moins agile à la course que ses camarades, alors que sa force musculaire était aussi considérable que celle des enfants de son âge.

Il avait un peu plus de 9 ans, quand un jour, au lever, en lui mettant ses habits, sa mère remarque que son fils avait fait, sans raison aucune, deux ou trois chutes.

Elle n'attacha aucune importance à cet incident, attribué à l'inattention. Mais le même fait se reproduisit bientôt à diverses reprises, et l'on commença même à s'apercevoir que l'enfant titubait parfois dans les rues, avait une démarche gigzagante.

Les habitudes d'intempérance du père étant fort connues, on était persuadé que le père forçait son fils à boire comme lui.

A l'âge de 11 ans, H... était employé à porter des dépêches dans la ville. Ce métier devint bientôt trop dur pour lui. Il se fatiguait vite. Sa démarche était lourde, incertaine.

Il ressentait aussi dans les jambes, les articulations, des douleurs vagues, qu'on mit sur le compte d'une croissance rapide.

Placé en apprentissage chez un coutelier, il était contraint d'abandonner, au bout de 10 ou 12 mois, sa nouvelle profession.

Son patron avait remarqué chez lui une grande maladresse des mains ; l'enfant ne saisissait les objets qu'avec difficulté ou les laissait échapper sans motif.

A l'occasion d'un mouvement, ses mains paraissent même agitées de petites secousses ; il avait alors 13 ans.

Il travaille alors dans une filature où il est obligé de rester longtemps debout, mais la fatigue et les chutes de plus en plus nombreuses l'obligent bientôt à cesser toute occupation.

Il entre à l'hôpital où il séjourne 3 mois ; à sa sortie, les douleurs articulaires avaient disparu, mais les troubles de la marche et des mouvements volontaires dans les membres supérieurs ne faisaient que s'accentuer.

En 1873, il avait 14 ans, sa famille vint à Paris.

A l'hôpital Sainte-Eugénie, où l'on examine l'enfant, on constate qu'il peut à peine, et après de nombreuses oscillations des mains, défaire ses souliers, ses vêtements, se boutonner ; et la démarche spéciale aidant, on diagnostique chez lui de l'ataxie locomotrice. Cependant, on ne trouve aucun trouble du côté des yeux ; la vue reste parfaite et malgré l'ataxie des membres supérieurs, l'écriture était très correcte.

Après un séjour de 10 ou 11 mois à l'hôpital, tout traitement ayant été insuffisant pour arrêter la marche toujours progressive des accidents, on rend l'enfant à la famille qui le fait bientôt admettre à l'hôpital Saint-Antoine où il reste 6 ans.

Il n'en est sorti que pour être admis à l'hospice de Bicêtre.

A la fin de son séjour à l'hôpital Saint-Antoine, la marche était devenue impossible. Le malade se tenait cependant debout en s'accrochant aux meubles.

Il ne tombait pas quand on l'asseyait sur une chaise, mais perdait l'équilibre quand, assis sur un escabeau par exemple, il ne pouvait s'appuyait sur un dossier.

A cette époque encore, on vit apparaître pour la première fois, et se développer, une cypho-scoliose droite.

A aucun moment de sa vie, l'enfant ne s'est plaint de douleurs fulgurantes ou de troubles quelconques de la sensibilité. Il n'a jamais, au repos, présenté de tremblements dans ses membres ou sa tête.

Les affirmations de sa mère, qui est très intelligente et a fort bien observé son fils, sont parfaitement nettes sur ces deux derniers points.

A. H... est entré à Bicêtre au mois d'octobre 1881. La maladie s'accentuant, on a vu apparaître chez lui, il y a 10 ou 11 ans, une déformation spéciale du côté des pieds. La déviation vertébrale augmentait rapidement et l'ataxie des 4 membres faisait aussi des progrès considérables.

Puis il y a 4 ans seulement se sont montrés des troubles de la parole, de l'ouïe, de la déglutition.

Il ne lui a plus été possible d'écrire du tout, de boutonner ses vêtements, de manger seul, c'est-à-dire de porter les aliments à sa bouche.

Sa mémoire est restée intacte, il ne s'est jamais plaint de vertiges, même au début de sa maladie, quand les chutes étaient si fréquentes.

Il a souvent eu des névralgies dentaires et a perdu des dents par carie. Les fonctions digestives ont toujours été bonnes.

Aucun trouble des organes génito-urinaires.

État actuel. — Le malade a été examiné à plusieurs reprises depuis le mois de décembre 1893 jusqu'au mois de février 1894.

Examen général. — Auguste H... est d'une taille élevée. Le corps est normalement développé.

La musculature est peu considérable.

Le squelette ne présente aucune malformation.

Il existe, dans la région des vertèbres dorsales, une cypho-scoliose à convexité droite.

Les côtes très bombées du même côté forment une saillie extrêmement accusée et portant uniquement sur leur tiers postérieur.

On remarque du côté des pieds une déformation spéciale sur laquelle nous reviendrons en détail.

Le malade est couché dans son lit dans une position à peu près horizontale.

Les avant-bras sont à demi fléchis sur les bras.

Les doigts sont en général légèrement fléchis ; les pouces en pronation (1).

Mais ces positions ne dénotent ni raideur, ni contracture d'aucune sorte.

La tête ordinairement fléchie sur la poitrine n'est pas agitée par des tremblements ou des secousses.

Elle est toujours plus ou moins inclinée à droite ou à gauche.

Il semble que le malade ne puisse lui conserver sa rectitude.

La physionomie est immobile ; habituellement triste ou sans expression. A chaque instant, le malade rit sans cause, et pour ainsi dire malgré lui.

Il n'y a pas de grimaces, pas de déformations des traits.

Les jambes sont en flexion sur les cuisses et croisées sous elles.

Le malade dit qu'il ne peut guère avoir d'autre position ; que

---

(1) Les muscles de l'éminence Thenar, du côté gauche, sont un peu atrophiés, mais les mouvements d'opposition du pouce ne sont pas sensiblement gênés.

ses jambes sont presque toujours, « par une force inconnue, ramenées lentement sous ses cuisses ».

Mais, ici encore, on n'observe pas de contractures.

L'amaigrissement est notable, surtout appréciable aux muscles des jambes. Mais il n'a fait, en somme, que des progrès très lents. Il est égal des deux côtés. Il n'y a pas d'atrophie.

Les pieds, normaux comme développement, présentent une déformation spéciale.

Ils sont en varus équin, mais cette déviation existe à un degré énorme.

Pied droit. — Le pied repose sur son bord externe ; on peut même dire sur la face dorsale qui est devenue franchement externe.

La face plantaire regarde directement en dedans et en haut. Le creux plantaire est très accusé. Le talon antérieur est très rapproché du talon postérieur.

Le bout du pied n'est plus dans la direction de la jambe.

Il est bien en dedans d'une ligne qui réunirait le condyle interne du fémur et la malléole interne.

Il semble que le pied ait subi une torsion de la partie antérieure vers la partie postérieure.

Il y a, de plus, une forte convexité au niveau du tarse.

Le dos du pied est très proéminent dans son ensemble.

Orteils. — *Gros orteil.* — Très fortement dévié en dehors. Il parait retroussé. La première phalange est en flexion dorsale, ou encore en hyperextension. La troisième en flexion plantaire.

Le relief du tendon extenseur est très accusé sous la peau.

Petits orteils. — Sont en flexion plantaire pour les deux dernières phalanges ; la première est en flexion dorsale très légère.

Pied gauche. — Mêmes caractères que le pied droit.

Le creux plantaire et le varus sont moins accusés.

Orteils. — *Gros orteil.* — Déviation externe plus accusée. Il croise à angle presque droit le deuxième orteil sur lequel il chevauche.

Il n'y a pas d'hyperextension de la première phalange ni de flexion plantaire de la deuxième.

Petits orteils. — Mêmes caractères qu'au pied droit. Ni la tête, ni les membres ne sont agités de tremblements, de secousses.

Il n'y a pas de spasmes, de grimaces ou de tics de la face.

Examen spécial.

Motilité. — La station debout, la station assise sans appui, la marche sont impossibles. Si l'on veut asseoir le malade sur un lit, son tronc, sa tête tombent en avant, à droite et à gauche et il resterait dans la même position sans pouvoir se redresser, si l'on ne venait le relever. On peut mettre le malade sur un fauteuil, mais il faut absolument l'y attacher.

Même appuyé au dossier du fauteuil, il ne peut conserver son équilibre.

Tête. — Les mouvements volontaires sont possibles, mais si on ordonne brusquement au malade de porter sa tête à droite, à gauche, ou en arrière, il ne la tourne pas ou ne l'étend pas, il la rejette violemment et sans mesure du côté qu'on lui indique.

Membres inférieurs. — Le malade ne pouvant se tenir debout, ni s'asseoir, on ne peut se rendre un compte exact de l'étendue ou des troubles des mouvements volontaires dans les membres inférieurs. Il peut néanmoins, mais difficilement, et en ayant l'air de faire un effort considérable, étendre sa jambe ou la lever. Si on le prie de plier sa jambe sur sa cuisse, sans quitter le plan du lit, il n'exécute pas le mouvement de flexion ; il traîne sa jambe sur le lit et rapproche le pied de la face postérieure de la cuisse qui est, pour ce mouvement, forcée à une rotation en dehors.

Les articulations sont normales et jouent bien.

On éprouve seulement, pour étendre la jambe sur la cuisse, une certaine sensation de résistance dans les deux articulations du genou. Il n'existe ni paralysie, ni contracture et les mouvements volontaires, si le malade ne quitte pas le plan du lit, ne se font remarquer par aucun tremblement anormal. Si l'observateur dit au malade d'atteindre avec son pied un objet quelconque, le mouvement est possible, mais s'accompagne d'un grand nombre d'oscillations latérales (1).

Membres supérieurs. — Le malade ne peut plus écrire depuis sept ans. Aujourd'hui, il n'arrive même pas à esquisser une lettre.

Si on lui ordonne de saisir un objet que l'on tient devant lui, sa main s'avance avec une certaine hésitation vers l'objet, en décrivant une série d'oscillations latérales dont l'étendue et la rapidité n'augmentent pas sensiblement avec la difficulté qu'il éprouve. Ces oscillations sont même assez lentes. Les doigts sont écartés, fortement étendus : la main dépasse un grand nombre de fois l'objet et finit par s'abattre sur lui. L'occlusion des yeux n'exagère ni la violence, ni l'étendue des mouvements.

Si l'on prie le malade de porter un verre à sa bouche, il est obligé de pencher d'abord la tête en avant et il n'arrive à ses lèvres qu'en traînant ses mains sur la poitrine. S'il essaie de supprimer cette succession de mouvements, il envoie le verre à droite, à gauche, ou heurte sa figure, ou finit même par le laisser échapper. Si le verre contient du liquide, le liquide est invariablement répandu.

Le malade ne peut pas non plus porter les aliments à sa bouche ; il se blesserait certainement avec sa fourchette ou son couteau.

Les membres supérieurs sont moins amaigris que les inférieurs.

Les articulations sont souples. Tous les mouvements actifs et passifs sont possibles. La force musculaire est évidemment diminuée, mais du fait seul de l'amaigrissement. Il n'y a pas d'atrophie, sauf dans les muscles de l'éminence Thénar du côté gauche et les mouvements d'opposition du pouce n'en sont pas sensiblement gênés.

---

(1) Tous les mouvements passifs des pieds sont possibles, sauf la flexion du pied sur la jambe. L'articulation tibio-tarsienne n'est le siège d'aucun mouvement. L'équinisme est fixe. Le malade peut, plus ou moins, étendre ou fléchir ses doigts.

Sensibilité. — Elle est absolument normale dans tous ses modes, au contact, à la douleur, à la température. La distribution en est parfaitement régulière et nous n'avons pu trouver nulle part de zones d'anesthésie ou d'hyperesthésie.

Il... perçoit sans retard le plus léger contact et localise exactement la moindre piqûre d'épingle.

Le malade qui, dans deux ou trois examens antérieurs, n'avait pas avoué qu'il eut jamais souffert de douleurs, est revenu, ces jours derniers, sur ses déclarations. Il prétend, maintenant, que de temps à autre il ressent (il ne peut préciser depuis quelle époque) des douleurs fort peu intenses, il est vrai, mais présentant néanmoins le caractère de douleurs térébrantes ou plus rarement fulgurantes. Il ne s'en est, en tout cas, jamais plaint à son entourage.

Et la mère, interrogée de nouveau à ce sujet, nous a répété que son fils n'avait jamais signalé ce détail.

Le sens musculaire est conservé. Le malade a, très exacte, la notion de position de ses membres, qu'il garde ses yeux ouverts ou qu'il les ferme.

Organes des sens. — Il n'existe ni strabisme, ni diplopie.

Les réflexes pupillaires sont normaux, à la lumière, à la convergence, à l'accommodation.

Il y a de la mydriase habituelle. Le malade se plaint que sa vue baisse depuis quelque temps.

L'examen du fond de l'œil n'a montré que les lésions d'une myopie progressive, qui a toujours existé.

Il y a du nystagmus, mais il est peu prononcé.

Pour l'observer, on prie le malade de fixer un objet situé sur les côtés. On perçoit alors, pendant le mouvement, dans les deux yeux, une série de quatre ou cinq petites oscillations horizontales, dont l'étendue est peu considérable.

Le nystagmus existe aussi, mais non d'une façon constante quand les yeux sont au repos ou que le malade fixe un objet.

Ouïe. — Est assez diminuée. On ne trouve aucun trouble spécial pouvant expliquer ce symptôme.

Il n'y a pas de bourdonnements. Il n'y a jamais eu d'otorrhée.

Le goût et l'odorat sont normaux.

Les sphincters génito-urinaires sont en bon état.

Depuis quelques jours seulement, le malade se plaint d'une assez vive sensation de brûlure dans l'urètre au moment de la miction.

Les fonctions génitales ne présentent rien de particulier. Il n'y a pas de pollutions nocturnes.

Les fonctions digestives sont régulières. Le malade mange peu. La mastication est suffisante.

La déglutition des liquides est fort difficile.

Si le liquide est froid, le malade a des accès de toux et de suffocation ; les liquides tièdes ou chauds sont plus vite avalés et ne provoquent pas les mêmes accidents.

Peut-être existe-t-il un certain degré de paralysie du côté des muscles du voile du palais ou du pharynx ?

Le réflexe nauséeux est conservé. Les mouvements de la langue sont faciles, elle a sa forme normale ; elle n'est le siège d'aucun tremblement.

Les troubles de la parole sont très accusés. Ils n'ont cependant débuté qu'en 1887. La voix est ordinairement monotone, d'un timbre peu élevé, coupée d'éclats, d'inflexion brusques. Par moments, elle paraît enrouée, bitonale. La parole est lente, pesante, mais sans trop d'hésitation. On dirait que le malade parle avec effort. Il n'y a pas de bredouillement. Les mots sont prononcés d'un seul trait.

Les réflexes cutanés plantaires sont abolis ; les réflexes abdominaux sont atténués.

Les réflexes tendineux, patellaires et olécrâniens sont abolis.

Il n'y a pas de troubles trophiques cutanés ou osseux.

Pas d'escarres au sacrum.

Le malade se plaint souvent d'une grande sensation de froid aux jambes et aux pieds.

Quand il est assis sur un fauteuil, il a toujours remarqué que l'extrémité inférieure des jambes et les pieds étaient froids et cyanosés.

L'intelligence n'a subi aucune atteinte.

La mémoire reste parfaite.

Note personnelle. — Nous n'avons que peu de choses à ajouter à la remarquable observation du Dr Ribel.

De 1894 à la mort du malade on n'observe pas de changement dans les divers symptômes : sinon un affaiblissement progressif.

Cependant, en 1895, se produit un changement très important dans l'état psychique du malade jusqu'alors normal.

Hur... se plaint qu'on veut l'empoisonner, on mélange, dit-il, à ses aliments des poudres vénéneuses. Le plus souvent il ne veut pas manger, on est obligé de le faire manger et quelquefois de force ; et encore faut-il que ce soient certaines personnes qu'il désigne. Il accuse d'autres malades de lui mettre de l'urine et des matières fécales dans la bouche. Il entend autour de lui des personnes qui l'injurient sans motif, il a fréquemment de violentes colères au cours desquelles il brise tout ce qu'il a sous la main, il a même essayé d'étrangler une infirmière.

Propre jusqu'ici il est devenu gâteux. Ces troubles psychiques persistent jusqu'à la mort du malade qui survient le 23 mars 1899 par suite de cachexie.

Observation II

Klippel et Durante. — Contribution à l'étude des affections nerveuses familiales et héréditaires. *Revue de Médecine*, octobre 1892.

Haudeb..., François, 41 ans, maçon.

Antécédents héréditaires. — Père ; éthylique.

Mère : bien portante jusqu'à 37 ans. A cette époque, crises gastralgiques, douleurs irradiées dans les membres inférieurs, térébrantes, puis titubation, secousses nystagmiformes, signe de Romberg.

A la fin, probablement, contraction ; forte flexion des doigts dans la paume. Morte à 50 ans, 13 ans après le début. Mort précédée d'œdème des membres inférieurs. Une tante maternelle a été atteinte de la même maladie.

5 enfants : 3 atteints, deux fils et une fille.

Un autre fils a le caractère emporté (25 ans).

Une autre fille de 37 ans a des maux d'estomac, de la migraine ; elle est mère de 2 enfants bien portants.

Antécédents personnels. — Pas de syphilis. Dysenterie en 1870. Pneumonie en 1872. D'ailleurs excellente santé.

Histoire de la maladie. — Début en 1883, à l'âge de 33 ans, insidieusement par troubles de la motilité : buttait à chaque instant, se sentait moins solide sur ses jambes. Puis il titube comme un homme ivre. La parole devient sourde et hésitante, scandée. Affaiblissement général. Puis douleurs vagues, engourdissements des extrémités, éblouissements subits et passagers. Séjour à la Salpêtrière en 1888, où on élimine successivement ataxie, sclérose en plaques, maladie de Friedreich. Entré à Laënnec fin 1888, il avait 38 ans.

Examen (novembre 1888). — Faciès immobile, étonné, démarche titubante, difficulté pour se mettre en marche ; impossibilité de s'arrêter brusquement.

Pendant les progressions, les membres inférieurs, surtout de gauche, décrivent un demi-cercle en dehors. Signe de Romberg. Réflexes très faibles, particulièrement à gauche, mais non abolis. Soubresauts des tendons et crampes musculaires. Secousses fibrillaires. Sens musculaire intact. Pas d'anesthésie tactile, mais retard de la perception des sensations. Sensation d'endolorissement le long de la colonne vertébrale, surtout dans la région lombaire ; douleur constrictive abdominale, mais peu intense.

Odorat intact, légères aberrations du goût. Acuité auditive diminuée. La pupille réagit bien à la lumière et à l'accommodation. Secousses nystagmiformes. Pas d'amblyopie, ni diplopie, ni achromatopsie. Véritable ataxie verbale. Troubles trophiques des ongles des orteils ; ils sont friables et s'en vont par fragments. Rien du côté des viscères. Intelligence intacte. Mémoire parfaite.

Février 1892, aggravation progressive.

En marchant, cambre les reins. Il semble que les objets dansent devant lui. Chutes fréquentes par manque d'équilibre et éblouissement.

Réflexe plantaire affaibli à droite, nul à gauche. Oscillations latérales des doigts ; oscillations légères de tous les membres supérieurs ; écriture difficile. Fatigue à la suite du moindre effort. Secousses fibrillaires à l'éminence thénar, à la face, à la face externe des cuisses. Rien d'anormal à l'examen électrique. Sensibilité au contact très diminuée aux membres inférieurs et abolie au-dessous du genou, sensibilité à la piqûre conservée partout.

Sensibilité au froid abolie aux membres inférieurs à partir du genou. Crampes. Pupille réagit très mal à l'accommodation et pas du tout à la lumière. Aucune altération du fond de l'œil.

Secousses fibrillaires à la langue.

Pas d'atrophie musculaire.

Examen de Londe (novembre 1894). — *Hérédo-ataxie cérébelleuse*. — *Thèse*, Paris, 1895.

1° Les réflexes rotuliens sont maintenant absolument abolis.

2° Les réactions pupillaires, tant à l'accommodation qu'à la lumière, sont diminuées, mais non absolument abolies.

3° Scoliose dorsale légère à grande courbure convexe à gauche.

4° Aujourd'hui, la démarche serait titubante si le malade pouvait marcher seul. Mais quoique la force musculaire soit conservée, il traîne la pointe des pieds sur le sol comme un paraplégique avec paralysie des extenseurs en particulier.

Dynamomètre : 56 à droite, échelle du bas, 45 à gauche.

Il dit que sa force a diminué ; il aurait fait le tour du cadran avec le dynamomètre.

De l'exploration de la force du triceps crural, on trouve qu'il cède difficilement dans l'extension à gauche, pas à droite.

Pas de troubles de la sensibilité.

Ouïe et goût intacts.

Relèvement du gros orteil.

Réflexion. — François H... est un exemple d'hérédo-ataxie, devenant du fait même de l'évolution de la maladie une maladie de Friedreich.

Note prise par M. Marie le 31 mai 1897.

François H... a une fille de 18 ans, née 11 jours avant terme, mais ne présentant pas la même maladie.

L'aspect du malade est un peu spécial, cela tient surtout à un degré mar é de fixité des yeux quand il regarde devant lui et à une absence complète de clignement, mais en revanche assez fréquemment il y a des élévations spasmodiques du sourcil droit. Les axes oculaires ne sont pas, à proprement parler, asymétriques, cependant le regard est un peu vague.

Quelques petits mouvements fibrillaires dans la paupière inférieure gauche, la commissure labiale gauche est un peu tirée en haut. La parole, d'une façon générale, est à peu près normale, quelquefois cependant la prononciation est un peu « bafouillée », comme le dit le malade, mais il peut à peu près dire tous les mots ; jamais cette parole n'est scandée, ni spasmodique, ni empâtée, comme on le voit dans la sclérose en plaques ou dans la maladie de Friedreich.

Le malade dit n'avoir jamais perdu la mémoire et en réalité il répond bien aux questions qu'on lui pose. Il est d'un bon caractère. Il s'attriste un peu de son état ; il dit que sans sa fille il se serait tué.

Note personnelle, 28 février 1900.

Le malade entre à l'infirmerie de Bicêtre pour un paraphimosis. Il est atteint en même temps d'une dyspnée que l'examen ne peut expliquer. L'auscultation ne permet de reconnaître aucune lésion soit dans les poumons, soit au cœur. Le malade, dans un état d'affaiblissement extrême, est très amaigri, il existe aux extrémités des membres une atrophie que nous exposons plus bas. Le malade ne répond qu'avec une grande difficulté aux questions qui lui sont posées.

Faciès. — Il est le même que celui décrit dans l'observation de Klippel et Durante, c'est toujours le même faciès amaigri, interrogatif, étonné, les yeux grands ouverts semblant présenter à première vue du strabisme, mais ce n'est là qu'une apparence, car il n'y a pas de strabisme.

Appareil oculaire. — L'acuité visuelle est conservée, mais le signe d'Argyll-Robertson n'existe plus. Pas de nystagmus.

Secousses fibrillaires. — Les secousses fibrillaires signalées par les précédents observateurs n'existent plus.

Sensibilité normale.

Ouïe et goût intacts.

Déglutition normale.

Relèvement du gros orteil.

Réflexes. — Tous les réflexes sans exception sont abolis.

Parole. — La gêne de la phonation paraît surtout provenir de la dyspnée ; la parole est sourde, un peu scandée, mais très nettement compréhensible, le malade n'omet aucune syllabe. A partir du 1er mars, elle devient extrêmement basse et seulement compréhensible pour les personnes qui le soignent.

La langue est très mince.

Pied. — On n'avait encore rien signalé pour le pied. Actuellement, il y a un léger degré de pied-bot varus.

Atrophie. — Il existe enfin une modification dont il n'a pas été fait mention dans les examens antérieurs, c'est une *atrophie musculaire* des extrémités. Malheureusement, il est impossible d'avoir des renseignements au sujet du début, le malade prétendant que ses mains ont toujours été dans le même état, ce qui n'est pas admissible. Les lésions existent des deux côtés, mais sont plus accentuées à droite. Les muscles de l'éminence thénar sont atrophiés; à la place du court abducteur du pouce existe une dépression. L'éminence thénar est complètement aplatie. L'opposition du pouce est impossible, le premier métacarpien est attiré en dehors et en arrière.

Les muscles interosseux sont atrophiés ; il y a une excavation très prononcée des gouttières inter-métacarpiennes.

Il y a de l'atrophie moins marquée dans la région antéro-externe des jambes.

2 *mars*. — Mort du malade à 2 heures 1/2 du soir.

DIAGNOSTIC

Le diagnostic de la maladie de Friedreich doit être fait avec le tabes, la sclérose en plaques, la chorée et l'hérédo-ataxie cérébelleuse.

Maladie de Friedreich et tabes dorsal. — Le tabes dorsal et la maladie de Friedreich n'ont guère d'autres traits de ressemblance que l'abolition du phénomène du genou et les troubles sécrétoires. Par contre les caractères différentiels abondent.

Le tabes à l'encontre de la maladie de Friedreich n'est pas une maladie familiale, l'hérédité directe est extrêmement rare chez lui, tandis qu'elle est fréquente dans la maladie de Friedreich, on relève fréquemment dans les antécédents de la syphilis qui ne paraît n'avoir aucun rôle dans l'étiologie de l'autre affection.

Le tabes, très rare dans l'enfance, débute habituellement à l'âge adulte, c'est le contraire pour la maladie de Friedreich. Cette dernière ne présente jamais de période pré-ataxique, constante dans le tabes. Dans la maladie de Friedreich les mouvements incoordonnés ne sont ni aussi amples, ni aussi brusques : de plus ils se montrent à peu près aussi intenses dans les membres supérieurs que dans les inférieurs, ce qui n'a lieu que dans les cas très avancés de tabes. De plus, il y a une démarche spéciale à caractère tabéto-cérébelleuse. Dans le tabes il n'y a que très rarement de l'embarras de la parole et jamais de nystagmus, symptômes presque constants dans la maladie de Friedreich. En outre dans la maladie de Friedreich les troubles de la sensibilité ainsi que ceux des organes des sens, notamment les troubles oculo-pupillaires et les paralysies des muscles de l'œil sont à peu près nuls : ces symptômes au contraire ne manquent presque jamais dans le tabes. Enfin, si dans la maladie de Friedreich on n'observe ni troubles viscéraux, ni troubles trophiques cutanés ou articulaires, par contre on y constate l'existence fréquente d'une scoliose et d'un pied-bot spécial sans rapport avec des altérations arthropathiques ou osseuses.

Maladie de Friedreich et Sclerose en plaques — Ces deux affections ont comme symptômes communs le nystagmus et l'embarras de la parole : encore ce dernier symptôme ne consiste-t-il parfois dans la maladie de Friedreich qu'en un simple bredouillement. Mais à côté de cette ressemblance il existe de nombreux caractères différentiels. Contrairement à ce qui a lieu pour la maladie de Friedreich, la sclérose en plaques ne débute que rarement dans l'enfance et ne frappe que rarement plusieurs personnes de la même famille. La sclérose en plaques débute fréquemment par des symptômes cérébraux (attaques apoplectiformes, vertige, céphalalgie) et se complique souvent d'accidents bulbaires (paralysie glosso-labio-laryngée) toutes choses qui ne se présentent jamais dans la maladie de Friedreich. A part le nystagmus on ne constate jamais dans la maladie de Friedreich les troubles visuels si fréquents dans la sclérose en plaques : asthénopie, rétrécissement du champ visuel, diplopie intermittente, amblyopie et amaurose. Il n'y a pas d'ataxie dans la sclérose en plaques, mais du tremblement à l'occasion des mouvements intentionnels et qui débute souvent par les membres supérieurs, les réflexes tendineux y sont exagérés, quand ils sont abolis dans la maladie de Friedreich. Enfin dans la sclérose en plaques les troubles de l'intelligence sont assez fréquents et sa marche au lieu d'être progressive et continue est irrégulière, interrompue par des temps d'arrêt.

Maladie de Friedreich et chorée de Sydenham. — Les deux affections qui frappent toutes les deux l'enfance ont bien quelques caractères communs comme l'instabilité dite choréiforme, l'altération des mouvements intentionnels occupant à la fois les membres et la face, mais il faudrait un examen bien superficiel pour confondre ces deux maladies. Dans la chorée les mouvements sont plus « ronds » (Marie) et plus marqués aux membres supérieurs qu'aux inférieurs; il n'existe ni pied-bot, ni nystagmus : les réflexes rotuliens sont conservés et le signe de Romberg fait défaut.

Maladie de Friedreich et hérédo-ataxie cérébelleuse. — Enfin il y a lieu de faire le diagnostic avec l'affection dénommée par P. Marie en 1893 *hérédo-ataxie cérébelleuse*. Nous empruntons à cet auteur (Traité de Médecine, tome 6) la description de cette maladie : « D'après l'examen des différentes observations dues à

Fraser, Nonne, Sanger Brown, Klippel et Durante, qui, ainsi que l'ont très bien vu Ormerod et Bernhardt, sont très distinctes de celles appartenant à la maladie de Friedreich, il semble y avoir lieu de séparer de la maladie de Friedreich typique une entité morbide qui présente avec celle-ci de nombreuses analogies mais en diffère par quelques caractères importants.

Comme la maladie de Friedreich typique, l'hérédo-ataxie cérébelleuse est *familiale*, plus fréquemment que la première de ces affections elle atteint plusieurs générations, c'est dire qu'elle est plus directement héréditaire. Son début se fait ordinairement à un âge plus avancé que celui de la maladie de Friedreich, soit après la vingtième année, parfois même passé la trentième. Le symptôme initial consiste dans des troubles de la motilité des membres inférieurs tout à fait analogues à ceux de la maladie de Friedreich; *démarche titubante*, *station difficile* et oscillante, pas ou peu de sig. e de Romberg; un peu plus tard, *pseudo-tremblement* des membres supérieurs dans les mouvements intentionnels; *troubles de la parole* également analogues à ceux de la maladie de Friedreich : *secousses nystagmiformes* dans certaines positions du regard. Voilà pour les analogies avec la maladie de Friedreich; quant aux divergences les principales consistent dans l'exagération des *réflexes rotuliens* et tout au moins dans leur conservation, dans l'existence de *phénomènes spasmodiques* variés, dans celle de troubles visuels consistant en *dyschromatopsie*, *rétrécissement du champ visuel*, *diminution de l'acuité visuelle* et liés à des *altérations de la pupille* (décoloration blanchâtre, diminution du calibre des vaisseaux) dans la *perte* ou la diminution du *réflexe des pupilles à la lumière*, enfin parfois aussi dans la présence de *troubles objectifs de la sensibilité cutanée* ainsi que dans l'*absence de troubles trophiques* tels que la scoliose ou le pied bot spécial de la maladie de Friedreich.

ÉVOLUTION ET PRONOSTIC

Les premiers symptômes qui apparaissent sont presque toujours les troubles de la démarche, rarement les troubles de la parole et la scoliose. L'abolition des réflexes rotuliens se montre dès le début. L'ataxie des membres inférieurs se complète en trois à cinq ans en moyenne, en même temps que commence celle des membres supérieurs. Plus tard les muscles de la langue, du cou, du tronc, les muscles extrinsèques de l'œil participent à l'incoordination motrice. Le nystagmus n'apparaît que tardivement. Une fois la période d'état constituée le malade ne quitte plus son lit ou son fauteuil.

Durée. — La durée de la maladie peut être très longue.

Dans sept cas relevés par Vizioli (*Giornale di Neuropathologia*, 1885) elle se chiffrait :

1 fois par	8	années.		1 fois par	24	années.
1 —	12	—		1 —	33	—
1 —	15	—		1 —	42	—
1 —	16	—				

Chez Hur... la maladie eut une durée de 30 ans, chez Haud... de 16 ans.

Terminaison. — La marche de la maladie est essentiellement progressive, c'est-à-dire que la guérison est une terminaison absolument inconnue, et que l'affection s'aggrave progressivement pour aboutir à l'impotence.

La mort survient amenée par une maladie intercurrente ou par cachexie.

Pronostic. — Par suite de la longue durée de l'affection, le pronostic pour la vie n'est pas trop défavorable, mais la maladie est incurable.

Traitement. — En effet tous les traitements essayés : nitrate d'argent, suspension, électricité n'ont eu aucun effet

ANATOMIE PATHOLOGIQUE

Pour ce chapitre nous avons adopté le plan suivant : après l'énumération des examens histologiques des cas indiscutables de maladie de Friedreich, nous nous livrons à une rapide critique des examens des cas douteux, nous exposons l'état de nos connaissances actuelles sur l'anatomie pathologique de la maladie de Friedreich puis suit l'exposé de nos recherches personnelles dans les deux cas qui nous appartiennent et nous terminons par les remarques que ces deux cas nous ont suggérées.

Énumération des cas indiscutables de maladie de Friedreich. — Si l'histoire clinique de la maladie de Friedreich est maintenant bien connue, il n'en est pas de même de l'anatomie pathologique de cette même affection. Cela tient en partie à la rareté relative des examens histologiques.

On ne connaît en effet que dix-huit examens histologiques de cas de maladie de Friedreich, admis par la majorité des neurologues comme certains. Ce sont les cas suivants. Les cinq cas de Friedreich, les deux derniers examinés par Schultze 1863 et 1867 (*Virchow's Archives*) le cas de Newton Pitt (*Guy's Hospital Reports*, 1887) ; les deux cas de Rütemeyer (*Virchow's Archives*, 1887) : les cas de *Letulle et Vaquez* (*Société de Biologie*, 1890) ; de Marinesco (*Archives de Neurologie*, 1890) ; de Guizetti (*Il Policlinico*, 1894) ; de Mirto (*Giornale del' Assoc. dei Medici e naturalisti*, 1893) ; de Burr (*University Medical Magazine*, 1894) : de Dana (*Postgraduate*, vol. XI) ; de Clarke (*Britsch. med. Journ.*, 1894) ; de Simon et Philippe (*Progrès médical*, 1897) : de Bonnus (*Nouvelle Iconographie de la Salpêtrière*, 1898) : de Mackay (*Brain*, 1898).

Énumération et critique des cas douteux. — Quelques examens histologiques publiés comme appartenant à la maladie de Friedreich ne semblent pas, malgré l'autorité de quelques-uns de leurs auteurs, entrer dans le cadre de cette affection. Ces cas sont ceux de : Kahler et Pick (*Archiv. für Psychiatrie, Bd. VIII*) : de Brousse (*Th. Montpellier*, 1882) ; d'Everett Smith (*Boston Medical and Surgical Journal*, 1885) : d'Erlicki et Ribalkin (*Archiv. für Psychiatrie und Nervenkrank.* t. XVII) : d'Auscher (*Archives de Physiologie*, 1893).

C'est à Brousse, comme nous l'avons déjà dit, que revient l'honneur d'avoir donné son nom actuel à la maladie de Friedreich, mais le cas qu'il décrit dans sa thèse d'ailleurs remarquable n'appartient pas à cette maladie.

Il s'agissait d'une malade âgée de 32 ans, dont l'affection débuta à 24 ans par une faiblesse des jambes qui devint progressive, la marche d'abord difficile devint impossible à 28 ans. Examinée peu de temps avant sa mort elle ne présentait comme symptômes que du tremblement des membres supérieurs et inférieurs, et des troubles de la parole.

Cet ensemble symptomatologique ne rappelle qu'insuffisamment la maladie de Friedreich. Au point de vue anatomo-pathologique, il y avait sclérose fasciculée des cordons postérieurs, sclérose diffuse des cordons antéro-latéraux, myélite centrale épendymaire dans toute l'étendue de la moelle. M. Grasset, qui avait inspiré cette thèse, fit rentrer plus tard ce cas dans le tabes combiné.

Nous nous servirons, pour la critique des trois cas qui vont suivre, des arguments employés par M. le Pr Raymond dans son *Traité des maladies du système nerveux*, 1894. L'observation d'Everett Smith concernait une jeune femme dont quatre sœurs et le père étaient affectés de la même maladie qu'elle. Cette femme bien portante jusqu'à l'âge de neuf ans, fut prise à cette époque de palpitations, dyspnée, faiblesse des membres inférieurs. Peu de temps après elle a eu de l'incoordination motrice aux membres inférieurs. A l'âge de 21 ans elle a souffert de violents maux de tête, de douleurs le long de la colonne vertébrale, pendant 15 jours elle est restée en état de délire. Depuis lors elle a toujours été somnolente. Vue en 1882 par Smith elle présentait les symptômes suivants : dyspnée intense, anémie prononcée, douleurs en ceinture, vertige ; scoliose droite avec cyphose ; paralysie complète des membres inférieurs ; pieds en varus équin, cuisses contracturées. *Atrophie musculaire générale.* — Parole scandée, nystagmus, émoussement de la sensibilité cutanée ; transmission ralentie, fourmillements au tronc et aux membres inférieurs.

Plus tard (1883), la malade a eu de violentes douleurs sciatiques. Puis elle a présenté tous les symptômes d'une myélite transversale avec tendance à l'opisthotonos. Pas de troubles des fonctions de la vessie et du rectum. Mort trois semaines plus tard par adynamie.

« Voilà, dit M. Raymond, un ensemble de manifestations qui s'écarte sensiblement du tableau de la maladie de Friedreich. Il n'y avait de commun avec cette symptomatologie que le caractère familial de l'affection, l'incoordination motrice du début, l'embarras de la parole et le nystagmus. De ce que à l'autopsie on a trouvé une dégénérescence scléreuse de toute la masse des cordons postérieurs, des faisceaux pyramidaux (dans le segment dorsal), des faisceaux cérébelleux directs (dans le segment lombaire), avec destruction de fibres nerveuses dans la substance grise des cornes antérieures et postérieures, on ne saurait être autorisé à considérer l'observation d'Everett Smith comme appartenant à la maladie de Friedreich.

On peut faire la même critique à une observation de Kahler et Pick. Il y a absence de quelques-uns des symptômes primordiaux de cette maladie et présence de symptômes surajoutés. Il s'agissait d'une jeune fille de vingt-trois ans de souche tuberculeuse, réglée pour la première fois à seize ans et qui avait cessé de l'être six mois plus tard. Quelque temps après, elle a eu les deux articulations du cou-de-pied enflées et douloureuses. Cette arthropathie, dont la nature n'a pu être établie d'une façon bien nette, a duré assez longtemps. Elle s'est compliquée d'une faiblesse croissante des membres inférieurs. Elle a eu pendant plusieurs mois une vaste ulcération sur le dos du pied droit ; les muscles des membres inférieurs avaient beaucoup maigri.

On constatait de la faiblesse et de l'incoordination motrice aux membres supérieurs. — La parole était traînante. — Il y avait une accélération du pouls habituelle (104 à 132), des crises bronchiques. On a noté l'absence complète de troubles de la sensibilité, de troubles des sphincters, d'ulcérations de décubitus.

La malade a succombé aux suites d'une tuberculose intestinale. A l'autopsie, l'examen de la moelle a fait constater l'existence d'une dégénérescence grise (sclérose des cordons postérieurs, des faisceaux pyramidaux latéraux et des faisceaux cérébelleux directs).

L'observation de MM. Erlicki et Ribalkin est passible des mêmes critiques. Il s'agit d'une jeune fille âgée de dix huit ans, qui tomba malade à la suite d'un refroidissement. Un an après le début de la maladie, on constatait chez cette jeune fille une incoordination motrice aux quatre membres, plus prononcée aux membres inférieurs : l'incoordination était à la fois motrice et statique. La force musculaire était conservée, de même la sensibilité des téguments. Par contre, le sens musculaire était aboli aux quatre membres. Les réflexes tendineux étaient abolis. Il n'y avait pas de nystagmus, pas d'embarras de la parole. La malade est morte de tuberculose vingt mois après le début des accidents. L'examen de sa moelle a fait constater une dégénérescence grise des faisceaux pyramidaux croisés et des cordons postérieurs, qui étaient altérés dans presque toute leur épaisseur ; la substance grise participait à la dégénérescence, dans une zone latérale comprise entre les cornes antérieures et postérieures.

Dans ce cas il n'y avait pas de nystagmus, d'embarras

de la parole, de parésie motrice, mais il y avait abolition de la sensibilité musculaire, signe étranger à la symptomatologie de la maladie de Friedreich.

« Il faut, dit M. Raymond, une certaine dose de complaisance pour rattacher l'observation de MM. Erlicki et Ribalkin à la maladie de Friedreich. »

Guizetti à propos du cas d'Auscher fait les critiques suivantes :

a) Il manque l'hérédité, qui, si elle peut faire défaut dans un cas typique, serait d'une grande valeur dans un cas aussi irrégulier.

b) La maladie a commencé vers 25 ans, très tard comme cela n'arrive jamais ou presque jamais.

c) Il y avait des douleurs fulgurantes, qui manquent constamment dans la maladie de Friedreich certaine.

d) Auscher dit qu'il existait l'incoordination caractéristique, c'est à dire qu'il y avait une ataxie à caractère tabéto cérébelleux : puis dans l'examen anatomique qui est ajouté à l'observation on trouve que les faisceaux cérébelleux directs et par conséquent les colonnes de Clarke étaient intacts. Je ne comprends pas comment l'ataxie pouvait avoir un caractère cérébelleux, car pour cela il faudrait admettre que les altérations anatomiques n'ont pas d'importance comme concordance avec les symptômes.

e) Les faisceaux pyramidaux croisés étaient sains. Ainsi manquaient les trois principaux éléments anatomiques qui caractérisent la maladie de Friedreich, sans lesquels on peut se demander où est la différence avec le tabes dorsal.

L'intégrité de la zone de Lissauer n'exclut pas le tabes, car, comme on le sait, il y a des cas initiaux de tabes, dans lesquels la zone de Lissauer était intacte.

L'altération du canal de l'épendyme ne contribue pas non plus à faire accepter le diagnostic d'Auscher, cette lésion se trouve fréquemment aussi accentuée dans d'autres maladies de la moelle.

Mackay tient également ce cas comme douteux.

Nous ajouterons que toutes les critiques de Guizetti ne portent pas, l'hérédité manque dans un grand nombre de cas.

Déjerine a rapporté quelques cas de maladie de Friedreich avec douleurs fulgurantes, et Bonnus a montré que la maladie de Friedreich pouvait ne débuter que tardivement, cependant malgré l'autorité de Déjerine nous tenons ce cas comme douteux.

Exposé de nos connaissances actuelles sur l'anatomie pathologique de la maladie de Friedreich.

Cerveau. — Le cerveau dans toutes les observations a semblé normal.

Clarke qui en a pratiqué l'examen histologique a trouvé que la substance blanche et la substance grise étaient d'aspect normal, seuls les vaisseaux étaient un peu dilatés.

Il y avait intégrité de la capsule interne, des noyaux gris centraux, des zones corticales motrices: les cellules pyramidales dans ces dernières étaient bien développées.

Cervelet. — Le cervelet de même a été trouvé normal. Seul Clarke a trouvé dans son cas une tumeur, touchant d'un côté à la protubérance et de l'autre à la moelle. Cette tumeur au microscope avait l'aspect d'un sarcome à petites cellules rondes.

Bulbe. — Schultze dans un cas et Newton Pitt ont trouvé le bulbe normal, mais c'est là une exception, et la description donnée par Blocq et Marinesco, que nous citons, répond à ce qu'ont trouvé la plupart des auteurs. « Au point où commence l'entre-croisement des pyramides, on constate une altération moins prononcée des faisceaux de Flechsig. Cependant la lésion de ces cordons et de ceux de Burdach persiste encore, quoique très atténuée à la partie moyenne de l'entre-croisement des cordons latéraux. Dans les cordons de Goll, la lésion persiste régulière et sans aucune modification.

Au-dessus de la décussation des pyramides, on observe une diminution peu marquée des fibres nerveuses des pyramides po[illegible]res et une altération moins prononcée encore des co[illegible]iformes. Les pyramides antérieures ne présentent aucune lésion. Il en est de même des noyaux des nerfs bulbaires.

Moelle. — Tous les auteurs sans exception ont consigné dans leurs observations l'extrême gracilité de la moelle, son diamètre peut ne pas dépasser les trois quarts ou même les deux tiers de la région dorsale.

En faisant des mensurations des différentes hauteurs et en les comparant avec les mensurations de moelle normale, comme l'ont fait Rütimeyer, Blocq et Marinesco, Clarke, on s'aperçoit que cette diminution de volume porte surtout sur la région dorsale.

On ne sait pas au juste à quoi rapporter cette atrophie de la moelle, « peut-être reconnaît-elle différentes causes telles que la disparition ou la diminution de volume d'une grande quantité de fibres médullaires, dans les faisceaux dégénérés, la rétraction du tissu de sclérose, ou encore un défaut de développement des différents faisceaux », P. Marie.

A. ***Cordons postérieurs.*** — La dégénération des cordons postérieurs a jusqu'ici été considérée comme une lésion constante dans la maladie de Friedreich.

Les *faisceaux de Goll* sont le siège d'une sclérose extrêmement marquée qui peut être suivie depuis la région inférieure de la moelle jusqu'au bec du calamus scriptorius. Ces faisceaux sont donc pris dans toute leur longueur.

Les *faisceaux de Burdach* sont aussi toujours pris et dans toute leur longueur ; mais leur dégénération est toujours moins marquée que celle des cordons de Goll, de plus son intensité varie avec les régions, le territoire sclérosé ne présentant pas un aspect identique aux différentes hauteurs. leur zone externe est généralement respectée.

En général, la lésion des faisceaux de Burdach diminue progressivement à partir de la région cervicale pour cesser dans les parties inférieures du bulbe.

B. ***Faisceau cérébelleux direct.*** — Dans quelques observations il n'est pas fait mention du faisceau cérébelleux direct, Clarke dans son cas l'a trouvé normal ; mais dans le plus grand nombre des cas il est signalé comme sclérosé.

C. ***Faisceau de Gowers.*** — Dans quelques observations (Pitt, Rütimeyer, Blocq et Marinesco, Guizetti, Mirto, Dana) on trouve indiquée la sclérose du faisceau de Gowers. M. P. Marie pense que cette altération peut être considérée comme constante dans la maladie de Friedreich parvenue à un certain degré.

D. *Cordons latéraux.* — Nous arrivons ici au point le plus intéressant de l'anatomie pathologique de la maladie de Friedreich.

Y a-t il sclérose des *faisceaux pyramidaux croisés* ? Friedreich dans son premier et dans son quatrième cas ne signale pas de sclérose de ces faisceaux, mais on objecte que si cet auteur n'a pas trouvé de sclérose cela tient à l'insuffisance de la technique employée à cette époque. Le cas d'Auscher où il n'y avait pas de sclérose des faisceaux pyramidaux croisés est considéré comme douteux.

Dans tous les autres cas on trouve signalée la dégénération de ces faisceaux, mais à cela M. P. Marie (*Leçons sur les maladies de la moelle*) fait les objections suivantes : « La plupart des auteurs donnent ces lésions des faisceaux latéraux comme portant sur les faisceaux pyramidaux croisés, j'avoue, messieurs, qu'il m'est difficile de partager leur opinion. Je conviens que ces lésions siègent dans le territoire des faisceaux pyramidaux croisés mais j'hésite à admettre que les fibres altérées soient celles du faisceau pyramidal.

« Vous savez, en effet, messieurs, que dans le territoire de ces faisceaux existent différentes variétés morphologiques de fibres (fibres grosses, fibres fines); il n'y a donc rien d'étonnant à ce que ces fibres aient une origine différente, et la preuve en est que dans les cas de lésions les plus étendues du système pyramidal on trouve cependant en plein milieu de la zone occupée par ce système un certain nombre de fibres tout à fait intactes.

« Dans la maladie de Friedreich, voici sur quelles raisons je me base pour soutenir que les fibres atteintes n'appartiennent pas au F. Py. C. : 1° la lésion du faisceau latéral diminue considérablement de bas en haut jusqu'au niveau de la partie inférieure du bulbe, ce qui n'est guère le propre des altérations du faisceau pyramidal ; 2° sur une coupe transversale de la moelle, la localisation de la lésion du faisceau latéral ne correspond pas exactement à celle qu'aurait l'altération du faisceau pyramidal, elle est située un peu plus en dehors que celle-ci ; 3° rien dans le tableau clinique ne rappelle les symptômes qui accompagnent d'une façon constante les altérations du faisceau pyramidal.

« Mais si ce n'est pas le faisceau pyramidal qui est atteint, quelles sont donc, m'objecterez-vous, messieurs, les fibres dont la lésion donne lieu à cette sclérose du faisceau latéral ? Il m'est difficile de répondre d'une façon tout à fait catégorique à cette question, mais cependant je crois pouvoir présumer qu'il s'agit là de fibres dépendant du système des faisceaux cérébelleux direct, et antéro-latéraux de Gowers et reliant ceux-ci.

E. *Cordons antérieurs.* — Le plus grand nombre des auteurs ne signalent pas d'altération dans cette région de la moelle, cependant Friedreich et Schultze dans un de leurs cas, Burr, Philippe, Bonnus, Mackay ont trouvé une sclérose du faisceau pyramidal direct, mais la dégénération était la plupart du temps très limitée et peu accentuée.

F. ***Zone marginale de Lissauer.*** — M. Rütimeyer n'a pas observé de lésions de la zone marginale de Lissauer, mais la plupart des auteurs la signalent comme altérée, aussi peut-on dire avec M. P. Marie que cette lésion des fibres de la zone de Lissauer existe dans la maladie de Friedreich d'une façon très fréquente sinon même constante.

I. ***Substance grise.*** — La substance grise est également le siège des différentes altérations.

(a) *Colonnes de Clarke.* — Seul de tous les auteurs Clarke a trouvé les colonnes du même nom normales, dans les autres cas les colonnes de Clarke non seulement montrent une disparition plus ou moins accentuée des fibres nerveuses qui constituent leur réticulum, ainsi que cela se voit dans le tabes, mais encore leurs cellules sont en moins grand nombre, elles sont plus petites et ont perdu en général leurs prolongements.

(b) *Cornes postérieures.* — Elles sont, comme toutes les autres parties de la moelle, diminuées de volume et présentent en outre une diminution très appréciable en nombre et en taille de leurs cellules.

(c) *Cornes antérieures.* — La plupart du temps les cornes antérieures sont normales, cependant Friedreich, Rütimeyer dans certains cas les ont trouvées altérées, leurs cellules étaient atrophiées, et on pourrait peut-être expliquer par ces lésions les cas dans lesquels on constate cliniquement l'existence d'une atrophie musculaire.

(d) *Canal de l'épendyme.* — Il présente des altérations variables et sans grand caractère comme la bifidité, l'ectopie latérale, des lésions péri-épendymaires. Très souvent il est obstrué.

Méninges spinales. — Pitt, Blocq et Marinesco, Bonnus, Clarke les ont trouvées saines, dans les autres cas elles étaient épaissies mais d'une façon variable, tandis que quelques auteurs prétendent que cet épaississement était très net dans les cas qu'ils ont observés, d'autres disent qu'il était nul ou à peine marqué. En tout cas, lorsque cet épaississement existe, c'est au voisinage des cordons postérieurs qu'il est le plus prononcé.

Racines postérieures. — Tandis que les racines antérieures sont normales, les postérieures ont été dans tous les cas trouvées altérées comme dans le tabes vulgaire.

N'ayant pas de documents personnels à présenter sur les nerfs périphériques et les ganglions spinaux, nous insisterons un peu plus sur ce qu'ont trouvé les auteurs à ce sujet.

Peu d'auteurs se sont livrés à ces recherches.

Friedreich dans son premier cas trouva les nerfs périphériques altérés, Schultze dans l'autopsie du sixième malade de Friedreich les trouva sains, de même Pitt, Rütimeyer dans son second cas trouva une altération des nerfs, de même Bonnus.

Les ganglions spinaux examinés dans le cas de Schultze furent trouvés normaux, presque normaux dans le cas de Blocq et Marinesco.

Deux auteurs seulement ont étudié à fond cette question; ce sont Guizetti et Mackay.

Nerfs périphériques. — Le périnèvre est sensiblement épaissi comme dans la névrite hypertrophique de Charcot et Cornil. L'endonèvre présente une très sensible augmentation de ses noyaux.

Les vasa-vasorum des nerfs sont modérément congestionnés, les artères paraissent épaissies.

Sur des coupes transversales ce qui frappe surtout c'est l'amincissement des fibres nerveuses. La moitié de ces coupes et quelquefois plus, est formée de fibres minces ou très minces. Les grosses fibres d'aspect normal, disséminées parmi les fibres minces se réunissent en groupe, mais sans toutefois constituer un faisceau indépendant. Dans les préparations par dissociation et dans les coupes longitudinales, les fibres fines se présentent comme de minces filaments; tout le long on voit les noyaux de la gaine de Schwann d'aspect normal.

Ganglions spinaux. — Microscopiquement les ganglions sont plus petits que ceux d'un individu de même taille et de même âge, leur diamètre maximum au lieu de mesurer 6 à 7 millimètres, ne mesure plus que 4 à 5 millimètres.

Microscopiquement la capsule fibreuse qui enveloppe le ganglion est légèrement épaissie. Tous les vaisseaux sont dilatés. Les fibres longitudinales et les fibres transversales sont pour la plus grande partie aminciés. Les cellules sont altérées pour la plupart. Plusieurs présentent un amas de pigment près du noyau. Les cellules sont sensiblement plus petites qu'à l'état normal. Les diamètres maxima des cellules et des noyaux, au lieu de mesurer 85 à 65 μ par les cellules, 14 μ pour le noyau ne mesurent plus que 52 μ à 43 μ et 13 à 12 μ.

Nature des lésions histologiques de la moelle.

Jusqu'en 1890 pour tous les auteurs il y avait identité

de caractères entre les lésions histologiques de la moelle dans la maladie de Friedreich et dans le tabes dorsalis.

Voici ce que disait Rütimeyer à ce sujet : « Dans les cas de maladie de Friedreich les lésions histologiques sont absolument semblables à ce qu'on observe dans les cas de tabes ordinaire. Il s'agit d'un tissu conjonctif fibrillaire ondulé, assez riche en noyaux, qui, dans les parties altérées, a pris la place des fibres nerveuses et qui, par dissociation, se laisse décomposer en fibrilles conjonctives fines, cassantes, formant un feutrage peu serré. Souvent sur des préparations de ce genre on peut découvrir, dans cette substance intercellulaire très abondante, des éléments cellulaires conjonctifs, sous forme de cellules en fuseau. Nulle part on ne peut constater une ectasie vasculaire, ou un épaississement des travées conjonctives que la pie-mère envoie dans la moelle. »

En 1890, MM. Letulle et Vaquez, sans contester l'exactitude de la description de Rütimayer, proposèrent une interprétation différente de la nature des lésions des cordons postérieurs.

Quelques auteurs, dans la description des lésions microscopiques, avaient noté que, dans certaines régions de la moelle, le tissu scléreux se montre très nettement formé de longues fibrilles plissées suivant leur sens transversal, et par suite de ce plissement présentant des directions plus ou moins obliques les unes par rapport aux autres. Rapprochons ces « tourbillons scléreux » des lésions décrites par M. Chaslin dans l'écorce cérébrale des épileptiques, et considérées par cet auteur comme de nature névroglique, MM. Déjerine et Letulle crurent que, dans la maladie de Friedreich, il s'agissait d'une altération tout à fait particulière, d'une « sclérose névroglique pure de la moelle. » Pour démontrer leur théorie, ils s'appuyaient, outre l'existence de ces tourbillons de fibrilles, sur l'intégrité des septa conjonctifs et des vaisseaux dans les cordons postérieurs.

D'après ces auteurs, la maladie de Friedreich serait constituée par une sclérose névroglique pure, une gliose (sclérose d'origine ectodermique des cordons postérieurs). Par contre dans les faisceaux cérébelleux directs et dans les faisceaux pyramidaux croisés, la lésion présenterait tous les caractères de la sclérose commune, de la sclérose conjonctive et vasculaire, car on y constaterait l'absence des tourbillons névrogliques, la sclérose des septa, et des altérations vasculaires plus ou moins accentuées.

Cette théorie était séduisante, car elle confirmait l'hypothèse, qui fait de la maladie de Friedreich, maladie héréditaire, un produit d'une anomalie de développement de la moelle. Cette anomalie portant sur la portion du feuillet externe du blastoderme aux dépens de laquelle se formera la moelle épinière, les éléments nobles, les fibres nerveuses se développeront incomplètement, tandis que la névroglie subira un certain degré d'hyperplasie; à moins que l'hyperplasie de la névroglie soit le fait primitif et l'étouffement des fibres nerveuses une conséquence de cette hyperplasie. Cette hypothèse s'accordait avec les malformations — petitesse de la moelle, dédoublement du canal central, qu'on rencontre dans les autopsies de maladie de Friedreich.

Cette théorie, après avoir joui d'un certain crédit, fut

vivement attaquée par les neurologues et les anatomo-pathologistes. Parmi les contradicteurs nous citerons MM. Blocq et Marinesco, M. Achard, M. Weigert. Nous citons, d'après M. P. Marie, le résumé des arguments qu'on peut faire valoir contre la manière de voir de MM. Déjerine et Letulle. « *a*) les altérations vasculaires dans les cordons postérieurs non seulement ne font pas défaut, mais sont parfois assez prononcées pour que M. Pitt ait voulu faire de la maladie de Friedreich une sclérose vasculaire. D'ailleurs MM. Blocq et Marinesco décrivent de nombreuses altérations des vaisseaux : prolifération nucléaire, dilatation lacunaire et même oblitération. — *b*). Quant aux septa, ils sont loin d'être toujours indemnes, et leurs altérations sont mentionnées dans certaines observations. — Enfin *c*) ce qui est plus grave, c'est que cette prétendue spécificité de la sclérose névroglique dans la maladie de Friedreich n'existe nullement. — D'une part, la disposition « en tourbillons » semble, à mon avis, être tout simplement l'indice des scléroses des centres nerveux réunissant les deux conditions suivantes : 1° être très anciennes, 2° être survenues dans l'enfance pendant la période de développement des centres nerveux. (J'ai pour ma part, en 1884, à l'occasion d'un travail fait en collaboration avec M. Jendrassik, sur la sclérose lobaire, constaté dans les circonvolutions cérébrales, une disposition du tissu scléreux fort analogue à celle des tourbillons de la moelle dans la maladie de Friedreich, et je persiste à n'attribuer cette disposition qu'à la réunion des deux causes que je viens de vous signaler ». — D'autre part, l'emploi des méthodes spéciales de coloration (Malassez, Weigert) a montré, et M. Achard le fait très justement remarquer, que les autres scléroses de la moelle telles que celles du mal de Pott, du tabes, de la sclérose en plaques, de la sclérose latérale et amyotrophique, des dégénérations secondaires, etc., sont des scléroses névrogliques au même titre que la maladie de Friedreich. — M. Weigert va même plus loin, et grâce à l'emploi de sa nouvelle méthode de coloration de la névraglie, il déclare que *dans la sclérose en plaques la prolifération de la névroglie est encore bien plus marquée que dans la maladie de Friedreich*, et qu'il est pour lui incompréhensible que l'on ait voulu faire une gliose de la sclérose qui se montre dans cette dernière maladie.

En 1893, le Pr Senator, de Berlin, a publié un travail (Berliner Klin. Wochenschrift, 1893 n° 21, p. 489) dans lequel il émet des idées nouvelles sur l'anatomie pathologique de la maladie de Friedreich. D'après M. Senator, les manifestations qui appartiennent en propre à cette maladie, ne peuvent dépendre que d'un arrêt de développement de la totalité ou d'une partie du cervelet. Voici les arguments invoqués par M. Senator, à l'appui de sa manière de voir :

Chez quatre sujets morts de maladies qui différaient foncièrement de l'ataxie héréditaire de Friedreich, M. Senator a constaté, à l'examen histologique de la moelle, une sclérose systématique combinée, qui réalisait avec une parfaite rigueur la topographie qu'on a trouvée à cette lésion dans les cas autopsiés par Rütimeyer et autres.

Les symptômes qui composent le tableau clinique de la maladie de Friedreich — vertige, embarras de la parole, nystagmus, abolition des réflexes tendineux, absence des troubles de la sensibilité — s'observent également dans les affections du cervelet. Sans doute ces dernières s'accompagnent d'autres symptômes — œdème de la papille, douleurs occipitales, vomissements — qui manquent dans les cas de maladie de Friedreich. C'est que la lésion dans cette dernière est constituée par un simple arrêt de développement ; ce n'est pas une lésion irritative comme celle qu'engendre la présence d'une tumeur, d'un foyer inflammatoire.

Des observations récentes, publiées l'une par P. Mentzel (Archiv. für Psychiatrie und Nervenkrank, 1891 t. XXII, p. 160), l'autre par Nonne (eodem loco, p. 283) fournissent un appoint à la thèse soutenue par M. Senator. Ces observations se rapportent à une maladie familiale dont l'expression clinique emprunte ses traits à la fois à la maladie de Friedreich et à l'atrophie du cervelet. Or à l'autopsie d'un des malades de Mentzel, on a trouvé une atrophie du cervelet et de la moelle, et une sclérose systématique combinée de cette dernière : à l'autopsie d'un malade de Nonne, l'atrophie du cervelet et de la moelle ne s'accompagnait point de cette sclérose systématique combinée. Donc, cette dernière lésion n'est pas responsable des symptômes qu'on observe dans la maladie de Friedreich, symptômes qui ont été constatés chez le malade en question, de Nonne. Enfin, chez ce dernier malade, l'ataxie ne revêtait pas la forme spéciale, c'était simplement de l'ataxie statique, contrairement à ce qui avait lieu chez le malade de Mentzel : preuve que l'ataxie statique, telle qu'on l'observe dans les cas typiques de la maladie de Friedreich, ne dépend pas de la sclérose systématique.

Les objections n'ont pas manqué à cette théorie, et entre autres Fr. Schultze (Erörterung auf den zweiten Artikel von Senator über hereditäre ataxie) s'est appliqué à démontrer le mal fondé de cette conception. Schultze démontre qu'au point de vue clinique, le malade de Senator ne peut pas être considéré comme un cas typique de maladie de Friedreich, en effet bien que l'affection dure depuis sept ans, l'ataxie des membres supérieurs n'est que faiblement accusée et l'est encore moins aux membres inférieurs. Au contraire dans les cas de Friedreich (3e observation par exemple), l'ataxie apparaissait un peu après le début de l'affection. Le réflexe patellaire, bien que faible, existait encore chez le malade de Senator, et c'est là une nouvelle objection de Schultze, du reste Schultze n'admet pas la conception que Senator se fait de l'ataxie héréditaire. Pour Schultze et pour Friedreich, l'ataxie héréditaire est liée à une affection de la moelle épinière et des racines médullaires, il y a une ataxie cérébelleuse héréditaire et familiale, cela ne fait aucun doute, mais dans ces cas il s'agit, comme l'a fait bien voir M. Pierre Marie, d'une hérédo-ataxie cérébelleuse, affection différente de la maladie de Friedreich, qui constitue la forme de l'ataxie héréditaire. D'après Schultze l'observation de Mentzel constitue une forme mixte, la forme cérébello-spinale. Schultze s'attache ensuite à démontrer que les cas décrits par Friedreich et d'autres cas analogues ne sont pas sous la dépendance d'une atrophie du cervelet et que la sclérose de la moelle dans ces cas n'est pas secondaire. Du reste l'examen histologique de la structure du cervelet doit donner plus de renseignements sur son état que sa mesure et son poids ; en effet si l'atrophie du cervelet était la lésion principale de la maladie de Friedreich, elle devrait être accusée et constante ce qui n'existe pas en réalité, puisque dans les cas bien examinés on a trouvé que la dégénérescence était la plus accusée dans les cordons de Goll, dans les colonnes de Clarke et dans les faisceaux cérébelleux directs, cordons dont la dégénérescence est, comme on le sait, ascendante. Quant à l'atrophie du cervelet au point de vue macroscopique, elle n'existe pas dans ces mêmes cas.

Ces diverses théories étant exposées, quelle idée doit-on se faire de la nature de la maladie de Friedreich au point de vue anatomo-pathologique ? Nous répondrons à cette question en citant les opinions de diverses auteurs qui se sont occupés de cette affection.

Friedreich voyait en elle le résultat d'un arrêt de développement de la moelle et quant à la lésion des cordons latéraux, il tendait à la rapporter à la propagation des lésions de la pie-mère consécutives à l'altération des cordons postérieurs.

M. Pitt, acceptant l'opinion qu'il s'agit ici d'une maladie due à un vice de développement de la moelle, s'appuie sur cette remarque, que dans la maladie de Friedreich les lésions portent sur des faisceaux de fibres qui se développent d'une façon tardive. En effet, tous les faisceaux atteints ne reçoivent leur gaine de myéline qu'après le cinquième mois.

Schultze comme Gowers, Oppenheim et Raymond rattachent la maladie de Friedreich à une sclérose systématique combinée de la moelle.

Enfin, d'après Giuzetti, cette maladie dépend d'une prédisposition congénitale, en vertu de laquelle certains systèmes de fibres et de cellules nerveuses subissent un processus progressif d'atrophie sans qu'aucune altération vasculaire y contribue.

Observation I (personnelle)

Auguste Hur..., voir observation clinique p. 24.

A. **Examen macroscopique.** — *Cerveau.* — A l'œil nu les deux hémisphères cérébraux ne présentaient aucune altération.

Les circonvolutions étaient normalement développées. Il n'y avait pas de lésion en foyer. On remarqua seulement que les tubercules mamillaires étaient très atrophiés, ne représentant guère que la moitié du volume normal.

Cervelet. — D'une façon générale il était un peu petit, mais sa forme n'était pas modifiée. Tout ce qu'on pouvait remarquer c'est que les deux bords internes des hémisphères cérébelleux à la face inférieure dégageaient un peu plus légèrement que d'habitude le vermis inférieur.

Nous donnons ci-contre quelques mensurations de notre malade Hur..., comparées avec celles d'un cervelet normal.

	CERVELET DE HUR...	CERVELET NORMAL
Largeur totale.	100 mm	112 mm
Diamètre antéro post. d'un des lobes.	50 mm	59 mm
Hauteur à la partie moyenne. . .	30 mm	37 mm

Moelle. — Les méninges sont épaissies, principalement à la région dorsale moyenne.

La moelle est plus petite que normalement.

Elle présente les dimensions suivantes, qui sont comparées à celles d'une moelle normale.

RÉGIONS	MOELLE NORMALE	MOELLE DANS LA MALADIE de Friedreich
Cervical moy.	14mm × 9mm,1/2	9mm,1/2 × 5mm,1/2
— inf.	11 × 8	12 × 5
Dorsale sup.	10 × 8	8 × 4
— moy.	9 × 8 1/2	7 × 4
— inf.	9 1/2 × 7 1/2	6 × 5 1/2
Lombaire sup.	9 × 8	9 × 5
— moy.	10 × 9	8 1/2 × 7

Examen histologique. — Nous avons examiné histologiquement le cervelet, les pédoncules, la protubérance, la moelle, les racines antérieures et postérieures.

Technique. — Toutes les pièces ont été durcies et fixées par le formol et la liqueur de Müller.

Le durcissement a été complété ensuite dans la celloïdine.

Pour étudier la distribution des lésions nous nous sommes servis des méthodes de Weigert, et de Pal avec cochenille.

Moelle. — Région sacrée. — Il existe une diminution de fibres assez marquée dans les cordons postérieurs et dans toute l'étendue de ceux-ci (1).

La partie de la périphérie du cordon latéral présente une très légère décoloration.

Les cornes antérieures sont normales.

Les racines postérieures sont très prises.

Milieu du renflement lombaire.

Cordons postérieurs. — On constate une sclérose très intense occupant les cordons postérieurs.

Le centre ovale de Flechsig est pris.

Cette sclérose est surtout très intense à la partie médiane des cordons postérieurs.

---

1. Cette diminution de fibres est peu visible sur la figure 1.

Le faisceau de Burdach est proportionnellement moins pris que le cordon de Goll. Sur les parties latérales dans le faisceau cornu commissural de P. Marie, il reste un certain nombre de fibres saines, de même à la partie antérieure des cordons touchant la commissure grise.

Cordons latéraux. — Le faisceau cérébelleux direct présente une diminution de ses fibres, de même qu'un petit triangle situé à la périphérie du faisceau pyramidal croisé, à sommet dirigé vers les cornes postérieures.

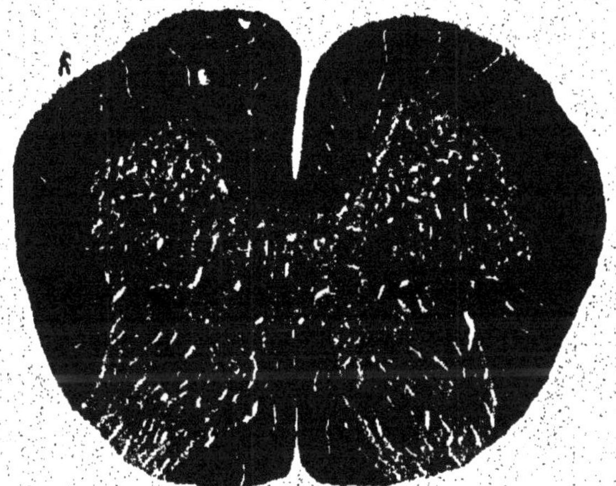

FIG. 1. — Région sacrée.

La zone marginale interne de Lissauer présente une notable diminution de ses fibres, la zone externe est moins touchée.

Cordons antérieurs. — Normaux.

Cornes postérieures. — Il n'y a plus de cellules nerveuses saines. Le plus grand nombre des fibres des racines postérieures au niveau du point où elles pénètrent dans les cornes sont sclérosées.

Cornes antérieures. — Les grandes cellules motrices sont intactes.

Canal épendymaire. — Il est obstrué par une masse de petites cellules rondes. On ne voit plus de traces de l'épithélium épendymaire normal.

Région lombaire L. I. et région dorsale la plus inférieure D. XII. — *Cordons postérieurs.* — La distribution des lésions est la même que sur la coupe précédente, mais la lésion est plus étendue, le faisceau cornu commissural seul présente des fibres saines.

Le sillon médian postérieur est très peu distinct.

Cordons latéraux. — La sclérose du petit triangle situé dans l'aire du faisceau pyramidal croisé décrit plus haut, augmente en étendue et en intensité, principalement sur la coupe de D. XII.

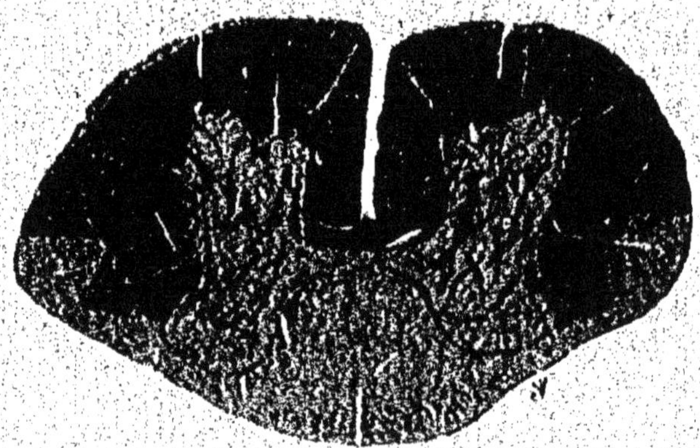

FIG. 4. — 1re lombaire; 2e dorsale.

La sclérose du faisceau cérébelleux direct reste toujours très limitée.

Comme dans la hauteur précédente la zone marginale interne de Lissauer présente une notable diminution de ses fibres, tandis que la zone externe est moins touchée.

Cordons antérieurs. — Normaux.

Cornes postérieures. — C'est avec la plus grande peine qu'à la base de la corne postérieure on peut trouver quelques rares cellules ratatinées.

Les fibres qui pénètrent dans ces cornes sont sclérosées.

Cornes antérieures. — Normales.

Canal épendymaire. — Obstrué.

Région dorsale inférieure. — D. IX-X. D. VII-VIII. — *Cordons postérieurs.* — Les cordons postérieurs sont occupés en totalité par la sclérose, qui est aussi accentuée dans Goll que dans Burdach.

Quelques fibres colorées occupent encore les bords latéraux des cordons postérieurs, au niveau occupé auparavant par le tractus cornu-commissural.

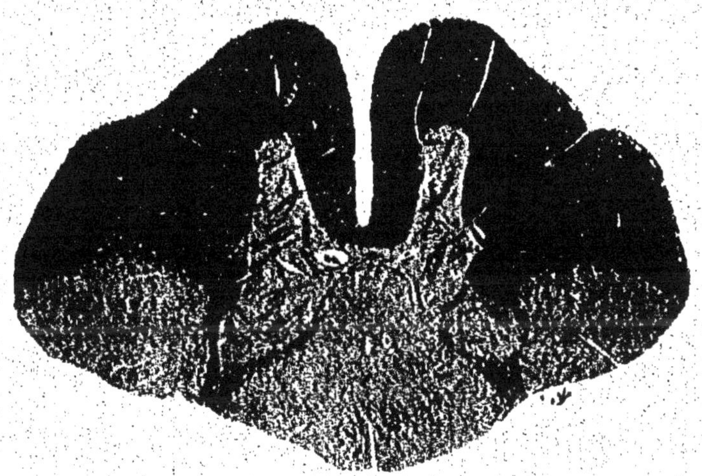

FIG. 3. — 7ᵉ, 8ᵉ dorsales.

Il n'y a pour ainsi dire, plus de trace de séparation entre les cordons postérieurs droit et gauche.

Cordons latéraux. — La sclérose occupe toujours la même étendue du faisceau cérébelleux direct, elle a considérablement augmenté dans le faisceau pyramidal croisé, dont elle occupe maintenant la totalité.

Cornes antérieures. — Les cellules motrices sont toujours nombreuses et bien conservées.

Cornes postérieures. — Par contre il y a disparition presque totale des cellules dans les cornes postérieures.

Colonnes de Clarke. — Les cellules de la colonne de Clarke sont altérées, elles sont en moins grand nombre et plus petites que sur une moelle normale. Les fibres paraissent aussi atrophiées.

Région dorsale moyenne D. V-VI. D. III-IV. — *Cordons postérieurs.* — La dégénération des cordons de Goll et de Burdach est aussi accentuée que dans les régions inférieures.

L'étroite bande bordant les cordons postérieurs est encore comme précédemment occupée par des fibres saines.

Le sillon médian postérieur n'est plus du tout visible.

Cordons latéraux. — La sclérose est de même étendue et de même intensité que dans la région qui la précède immédiatement.

Cordons antérieurs. — La zone correspondant au faisceau de Türck est moins colorée que le restant du cordon antérieur, ce qui semble indiquer un très léger degré de dégénération.

Cornes postérieures. — Ratatinées comme précédemment.

Cornes antérieures. — Normales.

Colonnes de Clarke. — Sclérosées. Disparition des fibres et des cellules.

Canal épendymaire. — Obstrué.

Région dorsale supérieure D. II. D. I. — *Cordons postérieurs.* — La sclérose y atteint son maximum, surtout dans le cordon de Goll. Il n'y a de fibres saines que le long des cornes postérieures.

Le sillon médian postérieur indistinct dans D. II commence à reparaître dans D. I.

Cordons latéraux. — Le faisceau pyramidal croisé est également sclérosé au maximum.

Il n'est séparé que par très peu de tissu sain de l'extrémité postérieure de la corne postérieure.

Le faisceau cérébelleux direct est aussi très sclérosé.

Cordons antérieurs. — La dégénération notée dans la région du faisceau de Türck a légèrement augmenté.

Les cornes antérieures et postérieures, le canal épendymaire sont dans le même état que précédemment.

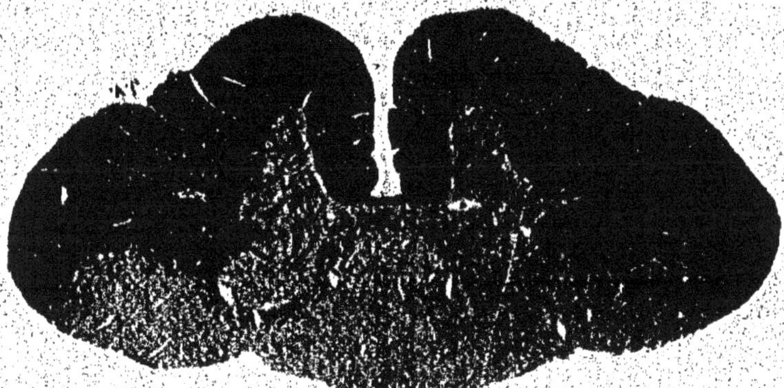

Fig. 4. — 4ᵉ dorsale.

Région cervicale inférieure C. VI-VII. — *Cordons postérieurs.* — Les cordons postérieurs présentent une augmentation très notable de leurs fibres surtout dans le triangle cornu commissural, et dans le cordon de Burdach, qui se distingue très nettement du cordon de Goll, ce dernier étant toujours sclérosé au maximum.

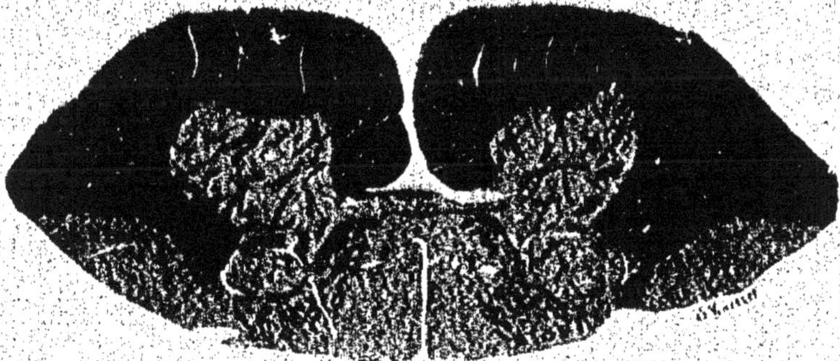

Fig. 5. — 6ᵉ, 7ᵉ cervicales.

Le sillon médian postérieur est maintenant nettement distinct.

Cordons latéraux. — L'étendue de la sclérose du faisceau pyramidal croisé a diminué.

La sclérose du faisceau cérébelleux direct n'a pas varié.

Cordons antérieurs. — Même état que précédemment.

Cornes postérieures. — Elles sont toujours atrophiées et ratatinées. Les cellules sont un peu plus nombreuses que précédemment, mais elles sont très petites et déformées. Les fibres semblent aussi plus nombreuses.

Cornes antérieures. — Normales.

Même état du canal épendymaire.

Région cervicale moyenne C. IV-V. C. III-IV. — *Cordons postérieurs.* — Les fibres saines qui avaient reparu en quantité notable dans la coupe précédente au niveau du triangle cornu-commissural sont de nouveau plus rares.

Le cordon de Goll est toujours très sclérosé.

Le sillon médian postérieur redevient peu distinct.

Cordons latéraux. — Même état des faisceaux pyramidaux croisés et cérébelleux direct.

La région correspondant au faisceau de Gowers est plus claire que le reste sain du cordon latéral.

Cordons antérieurs. — A partir de C. IV, il existe dans la zone du faisceau pyramidal direct un minimum de sclérose dans une partie de ce faisceau bordant le sillon collatéral antérieur à sa partie inférieure.

Même état des cornes antérieures et postérieures, et du canal épendymaire.

Région cervicale supérieure C. I-II. — *Cordons postérieurs.* — Le cordon de Goll est toujours très sclérosé, le cordon de Burdach contient un assez grand nombre de fibres, de même que la région correspondant au triangle cornu commissural.

Le sillon médian postérieur n'est pas plus distinct.

Cordons latéraux. — La sclérose du faisceau pyramidal croisé est encore beaucoup moins accentuée que précédemment. Le centre seul de l'aire occupée par ce faisceau est nettement sclérosé, tout le reste contient des fibres colorées.

Le faisceau cérébelleux direct qui contient encore beaucoup de fibres dégénérées s'en distingue nettement.

Il y a une très légère menace de dégénération dans le faisceau de Gowers.

Cordons antérieurs. — La dégénération peu intense du faisceau de Türck occupe une mince bande, le long du sillon collatéral antérieur.

Cornes postérieures. — Toujours dégénérées et ratatinées.

Cornes antérieures. — Normales.

Canal épendymaire. — Toujours obstrué.

Racines. — Les racines antérieures et postérieures ont été examinées spécialement à la région cervicale et à la région dorsale.

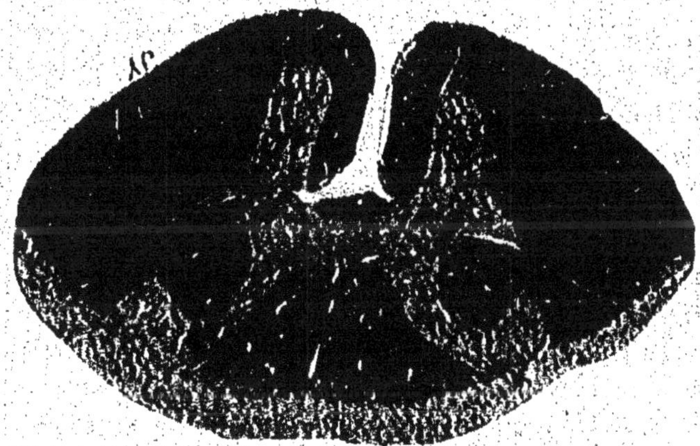

FIG. 6. — 1re 2e cervicale

Les racines antérieures cervicales et dorsales sont normales ou presque.

Les racines postérieures au contraire sont très touchées, les cervicales plus malades que les dorsales ne présentent plus que quelques fibres saines.

Vaisseaux. — Les vaisseaux, dans toute la hauteur de la moelle, ne présentent comme altération qu'une diminution de leurs parois.

Bulbe.

a. *Coupe du bulbe à la partie inférieure de l'entre-croisement des pyramides.*

La sclérose persiste dans les cordons de Goll et de Burdach, elle est surtout accentuée dans les cordons de Goll.

Les faisceaux pyramidaux croisés ou non présentent un grand nombre de fibres dégénérées, mais dans toute leur étendue il persiste des fibres saines, qui sont également réparties dans toute la masse des cordons pyramidaux.

Le faisceau cérébelleux direct est entièrement sclérosé.

L'aire occupée par le faisceau de Gowers est moins colorée que normalement.

Dans la substance grise, les cornes antérieures normales montrent un grand nombre de cellules bien constituées.

Les cornes postérieures sont moins atteintes que dans la moelle et montrent quelques petites cellules nucléées.

b. *Coupe au niveau de l'extrémité inférieure des olives.* — Le raphé, le noyau juxta-olivaire antéro-interne sont bien colorés.

Les olives semblent normales.

Le système des fibres arciformes est extrêmement bien développé.

Le noyau arciforme sur ce bulbe est extrêmement bien développé en largeur et en épaisseur et contient un grand nombre de très belles cellules.

La portion motrice et la portion sensitive des pyramides sont encore le siège de dégénération.

c. *Coupe au niveau de la partie moyenne des olives.* — La dégénération des pyramides antérieures continue.

Les fibres sont moins nombreuses dans les pyramides postérieures.

Dans les olives il y a des parties où les cellules sont moins nombreuses que normalement.

Pédoncules. — La dégénération du faisceau sensitif continue, celle du faisceau pyramidal croisé n'existe plus.

Le nombre des fibres de la calotte est très diminué ; au contraire dans le pied du pédoncule s'il existe une diminution celle-ci est très légère et on est frappé de la discordance qu'il y a entre cette conservation presque complète des fibres du faisceau pyramidal à ce niveau et leur dégénération plus bas dans le bulbe.

Protubérance. — Tout est normal sauf une très légère diminution des fibres du faisceau pyramidal, diminution si peu accentuée que sur les coupes colorées par la méthode de Weigert, il reste normalement coloré en noir.

Cervelet. — Les coupes pratiquées au niveau du cervelet n'ont montré aucune sorte de lésions.

Observation II (personnelle).

François Haudeb... (voir observation clinique, p. 35).

Autopsie. — 4 mars 1900.

Moelle. — Méninges sans lésions. Axe médullaire très grêle en tous ses diamètres. La gracilité est surtout marquée à partir de la région dorsale.

Des mensurations comparées à celles d'une moelle normale donnent les résultats suivants :

RÉGIONS	MOELLE NORMALE	MOELLE DANS LA MALADIE de Friedreich
Cervical moy.	11mm × 9mm 1/4	10mm × 4mm
Dorsale sup.	10 × 8	10 × 3
— moy.	9 × 8 1/2	7 × 3
— inf.	9 1/4 × 7 1/4	7 × 3
Lombaire moy.	10 × 9	8 × 4 1/2

Cerveau. — Paraît normal extérieurement et à la coupe.

Protubérance. — Petite par rapport aux hémisphères.

Cervelet. — Paraît également de dimensions plus réduites qu'un cervelet normal.

Dimensions :

Largeur totale. . . . . 100^{mm}

Dimension antéro-post. d'un des lobes. . . . 56^{mm}

Hauteur de la partie moyenne. . . . . 36^{mm}

Muscles. — Les muscles du bras et de l'avant-bras présentent l'aspect normal. Les muscles de l'éminence thénar se montrent décolorés, très diminués de volume, d'aspect fibroïde par places.

A droite on ne trouve pas trace de l'opposant du pouce.

A la cuisse, les muscles sont normaux.

Les muscles de la région antéro-externe des jambes : jambier antérieur, fléchisseur commun des orteils et fléchisseur propre du gros orteil, péroniers, sont atrophiés et dégénérés.

Les deux pieds sont en varus équin, on peut corriger la déformation à droite. La voûte plantaire est très creusée.

Examen histologique. — Cet examen est moins complet que le précédent, il porte sur un moins grand nombre de hauteurs, il y manque l'étude du bulbe, du cervelet.

Technique. — Par suite de la date rapprochée de l'autopsie (4 mars 1910), les pièces formolées et plongées dans la liqueur de Müller ont été placées dans l'étuve de Roux pour activer le chromage.

Pour étudier la distribution des lésions, nous nous sommes servi de la méthode de Weigert.

Moelle. — Région lombaire L. III. — *Cordons postérieurs.* — Il existe une sclérose occupant la totalité des cordons postérieurs, sclérose peu intense, mais aussi accentuée dans Goll que dans Burdach. Le faisceau cornu-commissural de P. Marie est conservé, de même que la partie des cordons postérieurs touchant à la commissure postérieure et la périphérie de ces mêmes cordons.

Cordons latéraux. — Le faisceau cérébelleux direct est touché et la dégénération empiète légèrement sur l'étendue du faisceau pyramidal. Le faisceau de Gowers est pris de la même façon. La zone marginale de Lissauer est légèrement atteinte.

Cordons antérieurs. — Les deux tiers antérieurs sont le siège d'une légère dégénération. Le reste des cordons est sain.

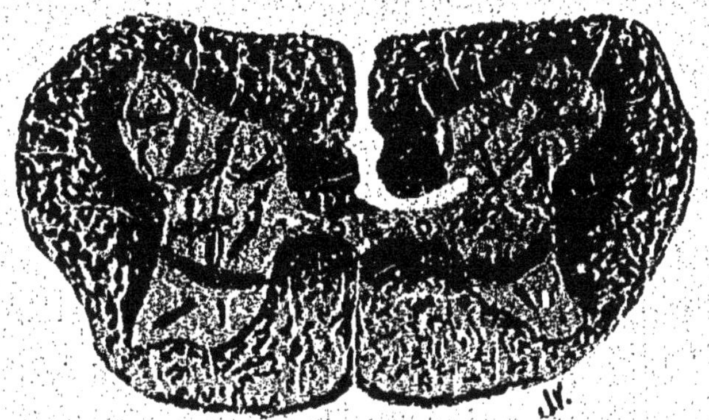

FIG. 7. — 3e lombaire.

Cornes antérieures. — Normales on y rencontre un grand nombre de cellules bien développées.

Cornes postérieures. — Peu touchées, les racines postérieures sont saines.

Canal épendymaire. — Il est double. L'épithélium bordant ce double canal est bien visible.

Région dorsale la plus inférieure D. XII. — *Cordons postérieurs.* — Les cordons postérieurs sont encore atteints, mais la lésion est ici plus accentuée dans les cordons de Goll. Le faisceau cornu-commissural est bien conservé, la périphérie des cordons postérieurs est bordée d'une mince couche de fibres saines. Le sillon médian postérieur est très peu visible.

Cordons latéraux. — Il existe une dégénération peu intense du faisceau cérébelleux direct, une dégénération plus marquée du faisceau de Gowers, surtout à son extrémité postérieure. Le faisceau pyramidal croisé tranche nettement par sa coloration noire sur les parties blanchâtres qui l'entourent.

Cordons antérieurs. — La décoloration s'étend plus que dans la hauteur précédente.

Cornes antérieures. — Elles sont plus petites que normalement, les cellules paraissent ratatinées, les fibres ont disparu.

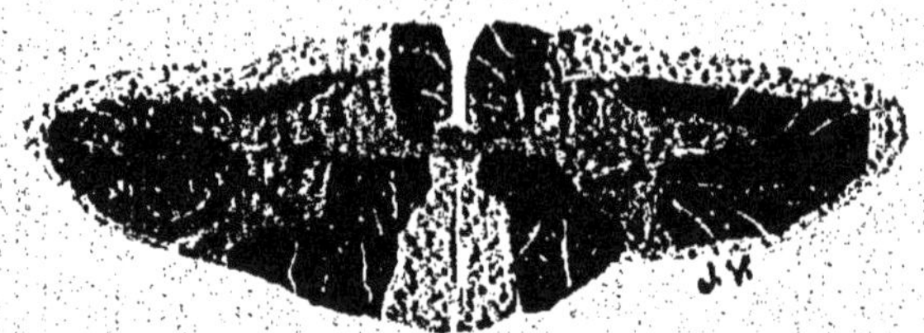

FIG. 8. — 12e dorsale.

Cornes postérieures. — Elles présentent la même altération que les antérieures, mais les fibres y sont mieux conservées.

Les fibres qui pénètrent dans ces cornes sont peu touchées.

Canal épendymaire. — Il est unique, mais il est dilaté, on voit encore nettement son épithélium.

Région dorsale inférieure D. VII. — *Cordons postérieurs.* — La distribution des lésions est la même que sur la hauteur précédente, mais les *cordons de Goll* sont plus atteints par la dégénération. Le sillon médian postérieur est visible.

Cordons latéraux. — Même état que dans D. XII.

Cordons antérieurs. — Id.

Cornes antérieures. — Id.

Cornes postérieures. — Id. Les racines postérieures sont presque intactes.

Colonnes de Clarke. — Elles sont touchées légèrement. Il n'y a que peu de fibres et plus de cellules.

Canal épendymaire. — Normal.

Région dorsale moyenne D. IV. — *Cordons postérieurs.* Le *cordon de Goll* seul est sclérosé d'une façon appréciable et dans ses deux tiers postérieurs; le tiers antérieur n'est que peu touché.

Le cordon de Burdach est presque intact. La région occupée

par le tractus cornu-commissural est normale. Le sillon médian postérieur est normal.

Cordons latéraux. — Le faisceau cérébelleux direct est sclérosé d'une façon intense, mais la sclérose n'occupe que la périphérie de ce faisceau.

Le faisceau pyramidal croisé est intact. Le faisceau de Gowers est atteint dans sa totalité.

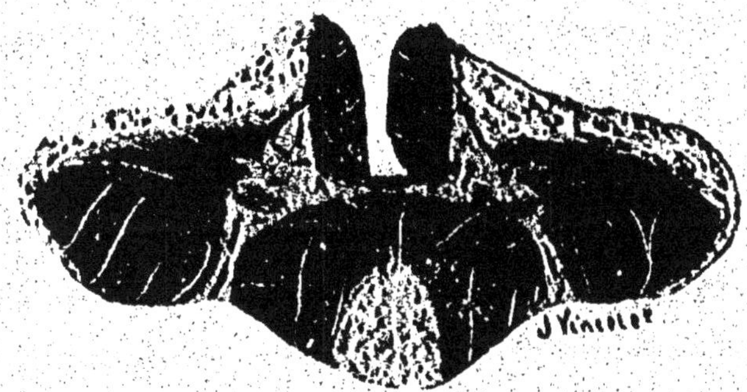

Fig. 9. — 4 dorsale.

Cordons antérieurs. — Il existe une décoloration totale de ce cordon, mais très peu accentuée.

Cornes antérieures. — Elles sont diminuées de volume; il n'y a que peu de cellules.

Cornes postérieures. — Dans le même état que les antérieures. Les racines postérieures sont presque intactes.

Colonnes de Clarke. — Elles sont plus atteintes en tant que fibres et cellules.

Canal central. — Normal.

Région dorsale supérieure D. I. — *Cordons postérieurs.* — La coloration franchement jaunâtre du cordon de Goll tranche sur la coloration noirâtre du cordon de Burdach, qui peut être considéré comme normal.

La sclérose du cordon de Goll, très accentuée dans ses deux tiers postérieurs, diminue dans le tiers antérieur où elle n'occupe plus que le bord du sillon collatéral postérieur.

La région du faisceau cornu-commissural est bien visible.

Cordons latéraux. — Le faisceau cérébelleux direct est selérosé seulement à sa périphérie, mais toujours d'une façon très intense. La sclérose du faisceau de Gowers est toujours totale.

Cordons antérieurs. — De coloration presque normale.

Cornes antérieures. — Atrophiées.

Cornes postérieures. — Atrophiées. Les racines postérieures sont presque intactes.

Canal épendymaire. — Obstrué.

Région cervicale C. IV. — *Cordons postérieurs.* — Le cordon de Goll n'est selérosé que dans sa partie moyenne et la dégénération est moins intense que précédemment, l'aire selérosée de ce faisceau forme un ovale.

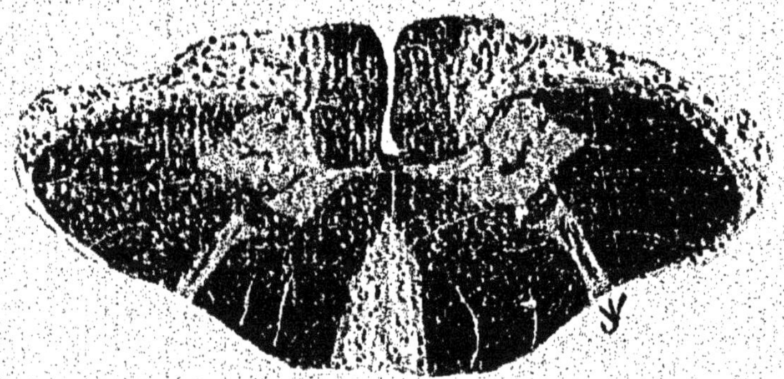

FIG. 16. — 4e cervicale.

Le cordon de Burdach est sain.

L'aire occupée par le faisceau cornu-commissural est intacte.

Cordons latéraux. — Le faisceau cérébelleux direct n'est toujours selérosé qu'à sa périphérie, mais la lésion est à son maximum.

Le faisceau de Gowers est atteint, mais sa selérose est beaucoup moins intense que celle du faisceau cérébelleux direct.

Le restant du cordon latéral est sain.

Cordons antérieurs. — Normaux.

Cornes antérieures. — Atrophiées.

Cornes postérieures. — Atrophiées. Les racines ne sont pas plus atteintes que précédemment.

Canal épendymaire. — Obstrué.

Remarques. — Comme dans tous les cas observés jusqu'ici, la moelle était plus petite que normalement : cette gracilité de la moelle était surtout accusée dans la région dorsale mesurant 7×4 millimètres dans le cas I ; 7×3 millimètres dans le cas II, au lieu de $9 \times 8 \frac{1}{2}$ millimètres normalement dans la région dorsale moyenne.

Cordons postérieurs. — Dans le cas I les *cordons de Goll* étaient le siège d'une dégénération très intense, débutant dans les parties inférieures de la moelle pour se continuer dans toute l'étendue de ces faisceaux.

Dans le cas II, les cordons de Goll sont également pris mais la sclérose est beaucoup moins intense que dans le cas précédent ; même dans la région dorsale moyenne, dorsale supérieure et cervicale, la sclérose est peu accentuée dans toute une partie de ces faisceaux.

Les faisceaux de Burdach sont également pris dans le cas I sur toute leur longueur.

La dégénération, moins intense que dans les cordons de Goll, atteint son maximum dans la région dorsale. Dans le cas II, les cordons de Burdach sont le siège d'une dégénération beaucoup moins intense qui occupe la région inférieure de la moelle pour diminuer à partir de la région dorsale moyenne et disparaître au niveau de la région cervicale.

Le *faisceau cornu commissural* de P. Marie presque intact dans le cas I est entièrement sain dans le cas II.

Dans le cas I le sillon médian postérieur manque complètement sur presque toute l'étendue de la moelle. Le même fait ne se produit, dans le cas II, qu'à la région dorsale inférieure.

Cordons latéraux. — L'examen histologique des deux moelles a montré des différences considérables dans les cordons latéraux. Dans le cas I, les *faisceaux pyramidaux croisés* sont pris dans toute leur étendue depuis l'extrémité inférieure de la moelle jusqu'à la protubérance, où leur lésion n'est pour ainsi dire plus appréciable. Dans la moelle, la lésion, peu accusée dans les régions sacrée et lombaire, augmente progressivement dans la région dorsale pour occuper le maximum dans la région dorsale supérieure, diminuer dans la région cervicale et réapparaître plus haut.

Dans le cas II au contraire, les faisceaux pyramidaux croisés à part une très légère atteinte dans la région lombaire sont normaux dans toute l'étendue de la moelle.

Le *faisceau cérébelleux direct* est atteint dans les deux cas d'une façon peu intense.

Le *faisceau de Gowers* qui présente dans le cas I plutôt une menace de dégénération qu'une dégénération dans la région cervicale moyenne est atteint d'une façon plus intense dans toute son étendue dans le cas II.

La *zone marginale de Lissauer* très touché dans le cas I ne l'est que peu dans le cas II.

Cordons antérieurs. — Normaux dans le cas I jusqu'à la région cervicale moyenne, ils présentent à ce niveau un minimum de lésion dans l'aire occupée par le faisceau pyramidal direct. Dans le cas II, au contraire, il existe une dégénération peu intense, mais occupant la presque totalité de ces cordons depuis l'extrémité inférieure de la moelle jusqu'à la région cervicale.

Substance grise. — Dans les deux cas les *colonnes de Clarke* sont atteintes, un peu plus dans le cas I.

Cornes postérieures. — Dans les deux cas, les cornes postérieures sont diminuées de volume, et présentent une diminution du nombre de leurs cellules.

Cornes antérieures. — Normales dans le cas I, elles présentent dans le cas II les mêmes lésions que les cornes postérieures, lésions qui débutent à la douzième dorsale pour se continuer dans toute l'étendue de la moelle.

Ces lésions nous semblent en rapport avec l'atrophie musculaire observée chez Haud...

Canal de l'épendyme. — Obstrué sur toute sa longueur dans le cas I, il est bifide dans le cas II, dans la région lombaire, pour devenir unique dans la région dorsale et s'obstruer dans la région supérieure de la moelle.

Racines postérieures. — Très touchées dans le cas I, elles sont normales dans le cas II.

Le *cervelet* examiné seulement dans le cas I était normal.

En résumé, si notre premier cas au point de vue anatomo-pathologique est aussi typique qu'il l'était au point de vue clinique, notre second cas diffère notablement. Il n'est pas de règle en effet de rencontrer dans la maladie de Friedreich l'intégrité absolue des faisceaux pyramidaux croisés et il est rare de rencontrer des lésions dans les cornes antérieures, dans les faisceaux de Gowers, les cordons antérieurs. Mais nous ferons observer qu'au point de vue clinique, l'histoire de notre malade Haud... était complètement différente de l'histoire de notre malade Hur..., et il est permis d'admettre que de même qu'il existe des différences au point de vue clinique entre chaque famille, de même il en existe au point de vue anatomo-pathologique.

Quant à l'intégrité du faisceau pyramidal chez Haud..., nous ferons observer que ce malade avait conservé une motilité plus grande que Hur..., qui était confiné au lit depuis de longues années: et l'atrophie musculaire des membres observée chez ce malade semble être en rapport avec l'altération des cornes antérieures.

OBSERVATIONS

Observation I (1er cas de Friedreich).

FRIEDREICH. — *Virchow's Archives*, Bd. XXVI, s. 391 et XXVII, s. 1, 1863.

André Lotsch, âgé de 39 ans. La maladie a commencé à 18 ans par la faiblesse progressive des membres inférieurs. La marche devient de plus en plus chancelante et hésitante jusqu'à ce que au bout de 6 ans, il lui fut impossible de marcher et même de se tenir debout.

8 ans après le début, les membres supérieurs se prirent et presque en même temps la parole se trouble. Point de céphalalgie ni vertige, de douleurs aux extrémités.

Sensibilité générale intacte, excepté la sensibilité électro-musculaire diminuée.

Autres fonctions intactes, excepté les génitales. Après 16 mois de permanence à l'hôpital, fièvre typhoïde à laquelle succombe le malade.

Autopsie. — Le tube digestif et les ganglions mésentériques présentent les lésions caractéristiques de la fièvre typhoïde.

Rien d'anormal dans l'encéphale.

Après l'ouverture du rachis, la dure-mère paraît normale à l'extérieur. Dans la région lombaire, elle est distendue par une assez grande quantité de sérosité limpide.

La pie-mère, qui recouvre la face postérieure de la moelle, présente un aspect légèrement laiteux, blanchâtre.

Elle est épaissie et soudée à la dure-mère par une série d'adhérences filamenteuses faciles à séparer.

Les cordons postérieurs de la moelle sont, dans toute leur longueur, le siège d'une dégénérescence facile à constater à l'œil nu. Par leur aspect grisâtre, translucide et par leur consistance plus grande, ils diffèrent d'une manière très tranchée des parties saines voisines. Cette altération est surtout prononcée au-dessus du renflement lombaire : dans ce point les cordons postérieurs sont manifestement amincis et affaissés. Plus bas, dans le renflement lombaire, la lésion est moins marquée, mais elle est encore bien évidente.

Il en est de même des parties de la moelle situées plus haut. Il semble par conséquent que la dégénérescence ait débuté dans la région lombaire et qu'elle ait suivi ensuite une marche à la fois ascendante et descendante.

Au bulbe rachidien, elle s'étend très peu aux corps restiformes, sur les côtés du *calamus scriptorius*, où elle ne tarde pas à s'arrêter.

Dans la région lombaire, au niveau de la collection liquide que contenait la dure-mère, la moelle est un peu macérée et ramollie dans toute son épaisseur, sans présenter toutefois d'autres caractères anormaux (ramollissement blanc).

La substance grise de la moelle, le cervelet, la protubérance, les pédoncules cérébraux ne paraissent pas altérés.

Examen microscopique. — Les tubes nerveux des cordons

postérieurs sont amaigris, atrophiés, jusqu'à disparition complète de leur contenu médullaire. A la place des éléments nerveux, on trouve un tissu fibrillaire extrêmement fin, à fibrilles dirigées longitudinalement de bas en haut, composé en partie du moins par la membrane externe affaissée des tubes nerveux.

Entre ces éléments, on trouve une substance fondamentale très finement granuleuse, s'éclaircissant par l'acide acétique, et laissant apparaître alors un grand nombre de noyaux ronds ou ovalaires, de dimensions moyennes. Dans la partie ramollie du segment lombaire, le tissu fibrillaire en question semble également en voie de désagrégation ; il a un aspect trouble, granuleux et on y démêle difficilement quelques débris des éléments nerveux.

On trouve, en outre, dans toute l'étendue des cordons postérieurs, un nombre considérable de corpuscules amylacés, ronds ou ovalaires, stratifiés, de dimensions variables. Les capillaires des parties malades présentent çà et là, au niveau des noyaux, de petits amas de graisse et de granulations pigmentaires.

Les altérations qui viennent d'être décrites se retrouvent dans une mesure moindre, dans une certaine épaisseur, au niveau de la moitié inférieure du quatrième ventricule ; plus haut, elles cessent d'exister.

L'examen microscopique ne révèle aucune altération dans les cordons antéro-latéraux et dans la substance grise de la moelle.

Les racines postérieures des nerfs rachidiens sont manifestement amincies, atrophiées. Les tubes nerveux, presque tous, y sont moins larges qu'à l'état normal. Leur contenu médullaire présente un aspect granuleux, mais point de dégénérescence graisseuse. Entre ces éléments, on trouve un tissu connectif onduleux, strié, dans lequel l'acide acétique fait apparaître un grand nombre de noyaux ovalaires ou fusiformes en voie de prolifération. Ces altérations qui n'existent pas dans les racines antérieures se retrouvent dans les nerfs de la queue de cheval qui émanent des cordons postérieurs, tandis que ceux qui naissent des cordons antérieurs ne sont nullement atteints. Dans le nerf sciatique, amaigrissement et atrophie très marquée de la plupart des tubes nerveux, sans trace de transformation graisseuse ; les *cylinder axis* sont parfaitement conservés et faciles à discerner ; le tissu connectif internévrotique est abondant et semé de noyaux, comme dans les racines postérieures. Ces altérations se retrouvent à un degré moins avancé dans les nerfs crural et brachial ; elles sont extrêmement développées dans les deux nerfs hypoglosses, où le tissu connectif contient un nombre énorme de corpuscules amylacés.

Les autres nerfs crâniens, de même que le grand sympathique, étaient exempts de toute altération.

Observation II (3e cas de Friedreich).

Friedreich. — *Virchow's Archives.* Bd. XXVI, s. 391 et XXVII, s. 1, 1863.

Justine Süss. A l'âge de 16 ans, sensation de faiblesse, épuisement facile aux extrémités inférieures, d'abord au membre gauche et plus tard au droit. Au début, douleurs erratiques dans les membres inférieurs qui disparaissent plus tard. A 20 ans, les membres supérieurs se prennent en même temps que les phénomènes s'aggravent aux membres inférieurs. Crampes. A 21 ans, troubles de la parole. Vertiges. Nystagmus. Oscillation de la tête. Scoliose dès le début de la maladie. Fièvre typhoïde. Mort.

Autopsie. — Muscles des extrémités et du tronc de volume normal, d'une belle coloration ne présentant aucune altération de leurs éléments histologiques.

Rien d'anormal dans la cavité crânienne.

La moitié inférieure de la dure-mère spinale contient 1 à 2 onces de sérosité limpide ; à ce niveau, la moelle épinière est légèrement aplatie.

La pie-mère, au niveau des cordons postérieurs, est plus adhérente qu'à l'état normal, opaque, épaissie, et se trouve unie à la dure-mère par un grand nombre de bandelettes filamenteuses. Dans la région cervicale, elle a une coloration brunâtre, due à l'accumulation d'un grand nombre de granulations pigmentaires dans les cellules plasmatiques.

Sur des coupes transversales, la partie cervicale de la moelle épinière paraît à peu près normale à l'œil nu ; un examen très attentif montre cependant dans la couche la plus superficielle des cordons postérieurs, celle qui est en contact immédiat avec la pie-mère, une zone mince d'un aspect un peu grisâtre, tandis que les parties situées plus en avant s'offrent avec leur aspect normal.

Au niveau du renflement cervical et dans la partie supérieure de la région dorsale, cette dégénérescence grisâtre envahit toute l'épaisseur et toute la largeur des cordons postérieurs et en outre une très petite étendue des couches avoisinantes des cordons latéraux.

Là, il n'était pas possible de reconnaître nettement les limites des lames postérieures. La scissure médiane était complètement oblitérée, l'antérieure était parfaitement conservée.

Dans la moitié inférieure de la région dorsale, la dégénérescence occupait également les cordons postérieurs et s'étendait un peu aux cordons latéraux.

La limite qui sépare les cordons était toutefois nettement dessinée, attendu que dans les cordons latéraux la dégénérescence avait un aspect gélatineux gris clair, tandis que les cordons postérieurs offraient un aspect opaque et une couleur plus foncée. A ce niveau, du reste, la moelle épinière était aplatie et plus molle que dans les parties situées plus haut, résultat évident de la compression et de la macération opérées par l'épanchement séreux dans la dure-mère ; toutefois les cordons antérieurs et la partie antérieure des cordons latéraux avaient conservé leur coloration blanche normale.

Au niveau du renflement lombaire, la dégénérescence atrophique était de nouveau limitée aux cordons postérieurs et les autres parties de la moelle n'étaient pas altérées. La dégénérescence se prolongeait d'ailleurs jusqu'à l'extrémité normale de la moelle.

L'examen microscopique montra dans les cordons postérieurs

un tissu strié très délicat, à fibrilles linéaires parallèles à l'axe longitudinal de la moelle et entremêlées d'un grand nombre de corpuscules amyloïdes. Sous l'influence de l'acide acétique, ces fibrilles se gonflaient et prenaient l'aspect d'une masse légèrement granuleuse, renfermant un nombre médiocre de noyaux arrondis ou ovalaires assez volumineux, munis assez généralement de 2 à 4 nucléoles. Les fibres nerveuses présentaient les caractères de l'atrophie, de l'amaigrissement simple, et on n'en trouvait que des débris dans les points où la dégénérescence occupait toute l'épaisseur des cordons postérieurs. Dans les parties altérées des cordons latéraux, on ne rencontrait pas de corpuscules amyloïdes ; le tissu fibrillaire n'était pas prédominant, les fibres nerveuses étaient réduites en détritus, mêlées de beaucoup de corpuscules d'Hassal, et plongées dans une substance fondamentale molle, grisâtre, granuleuse, prenant un aspect homogène sous l'influence de l'acide acétique.

Dans les parties non dégénérées de la moelle, on retrouvait facilement les éléments nerveux normaux.

Les petits vaisseaux des cordons postérieurs présentaient çà et là des dépôts peu abondants de graisse et de pigment.

La dégénérescence se prolongeait un peu dans les cordons postérieurs de la moelle allongée ; les autres parties du bulbe et de l'encéphale n'en présentaient aucune trace.

Les racines postérieures des nerfs rachidiens et les nerfs de la queue de cheval qui correspondent aux cordons postérieurs étaient évidemment atrophiés, plus durs qu'à l'état normal, se laissant difficilement diviser en fibres. Le microscope y faisait voir un développement abondant de tissu connectif bouclé, interposé aux faisceaux de fibres nerveuses qui se trouvaient écartées et présentaient les caractères de l'amaigrissement simple. L'acide acétique faisait apparaître dans le tissu connectif un grand nombre de noyaux assez volumineux, ovalaires ou arrondis.

Les cylindres nerveux ne présentaient aucune trace de dégénérescence graisseuse. Cette altération était moins prononcée dans les racines nerveuses qui naissent de la partie supérieure

de la moelle. On retrouvait une grande quantité de tissu connectif interstitiel dans les gros troncs nerveux des extrémités.

OBSERVATION III (4e cas de Friedreich).

FRIEDREICH. — *Virchow's Archives*, Bd. XXVI, s. 391 et XXVII, s. 1, 1863.

Salomé Süss, 28 ans. A 14 ans, scoliose, palpitations. A 17 ans, faiblesse aux membres inférieurs accompagnée de douleurs lancinantes. A 20 ans, les membres inférieurs se prennent. A 26 ans, la parole se trouble. A 27 ans, impossibilité de marcher ou même de se tenir debout. Sensibilité normale sauf la sensibilité électro-musculaire qui était diminuée. Nystagmus. Mort.

Autopsie. — Consistance et coloration normale de la plupart des muscles. Ceux du dos présentent seuls une dégénérescence graisseuse manifeste plus prononcée à gauche qu'à droite.

En ouvrant le quatrième ventricule, on constate que l'épendyme y est notablement épaissi et induré dans sa moitié inférieure. L'épendyme des ventricules latéraux est également un peu grossi. Pas d'autre altération de l'encéphale.

La face interne de la dure-mère spéciale est unie à la pie-mère par un grand nombre d'adhérences filamenteuses, filiformes ou rubanées, très délicates, faciles à séparer, mais présentant les caractères évidents d'une origine assez ancienne. Le ligament dentelé, dans toute son étendue, est épaissi et présente une coloration laiteuse. Une altération analogue se remarque notamment au milieu des cordons postérieurs dans la pie-mère spinale qui est extrêmement adhérente, on ne la détache que très difficilement.

La pie-mère qui revêt la partie cervicale de la moelle et la partie inférieure de la moelle allongée est le siège d'une pigmentation intense qui lui donne une couleur brune jaunâtre. La partie inférieure de la dure-mère contient une assez grande quantité de sérosité.

Le renflement cervical de la moelle a ses dimensions normales; sur des coupes transversales, on voit que les cordons an téro-latéraux ne diffèrent en rien de l'état normal; ils tranchent nettement sur les cordons postérieurs qui ont un aspect grisâtre et une consistance bien plus considérable. Cette altération des cordons postérieurs règne dans toute la portion cervicale de la moelle. Elle est beaucoup plus prononcée dans la partie dorsale. Là, la moelle est un peu aplatie, ses cordons postérieurs sont extrêmement atrophiés, indurés, affaissés, de telle manière qu'un sillon longitudinal se dessine dans toute la hauteur de la face postérieure de la moelle. L'aplatissement paraît être dû surtout à l'atrophie des cordons postérieurs.

Sur des coupes transversales, les cordons antérieurs et latéraux paraissent sains à l'œil nu. Les cordons postérieurs s'en distinguent avec une netteté extrême par leur coloration grisâtre. Le sillon médian postérieur, complètement effacé dans quelques points, apparaît dans d'autres sous forme d'une ligne délicate, blanchâtre. Les cornes postérieures se distinguent à peine du reste de la substance nerveuse.

L'aplatissement de la moelle disparaît au niveau du renflement lombaire. Les cordons postérieurs, seuls malades, y sont toutefois affaissés, à un degré moindre que dans les parties situées plus haut, et présentent la même induration et le même aspect grisâtre. L'altération se prolonge ainsi jusqu'à l'extrémité terminale de la moelle. La commissure blanche était très apparente sur toutes les coupes.

Dans la moitié inférieure de la région cervicale, la moelle était creusée de deux canaux longitudinaux parallèles ayant environ une ligne de diamètre, situés en grande partie dans l'épaisseur de la substance grise, là où les cornes postérieures et les antérieures se rencontrent et empiètent un peu sur la substance blanche des cordons latéraux. Ils contenaient une petite quantité de sérosité; leur face interne était lisse et présentait une assez grande consistance. La direction de ces canaux était prolongée supérieurement, de chaque côté, par une série de foyers arrondis, de même diamètre qu'eux, occupant le même siége. Dans ces foyers, le tissu médullaire présentait un aspect gélatineux, grisâtre et une imbibition œdémateuse très prononcée; une partie du liquide infiltré s'échappait après la section de la moelle et il restait alors un tissu réticulaire, lâche, fort délicat, qui s'affaissait en produisant une fossette arrondie, légèrement déprimée. C'était évidemment une phase peu avancée de la formation des canaux. Ces foyers rappelaient d'ailleurs beaucoup le ramollissement celluleux du cerveau. On n'en trouvait que des traces peu distinctes dans le renflement lombaire.

L'examen microscopique révéla, dans les cordons postérieurs, des lésions identiques à celles décrites dans les précédentes autopsies. On en trouvait également des traces dans la région dorsale inférieure du cordon latéral gauche, sur sa limite postérieure. Il est à remarquer que cette partie paraissait saine à l'œil. Les racines postérieures présentaient en outre les mêmes altérations que chez le sujet de l'observation III.

Observation IV (6e cas de Friedreich).

Friedreich et Schultze. — *Virchow's Archives*, Bd. LXX, s. 140.

Frédéric Süss, 24 ans, entré à l'hôpital en 1859, à 15 ans. Faiblesse à l'extrémité inférieure gauche qui s'étendit à l'extrémité supérieure du même côté au bout de 18 mois. Les mêmes accidents se produisent pour les extrémités droites. A 17 ans, faiblesse dans les reins. A 18 ans, trouble de la parole. Fourmillement dans le bras gauche.

État actuel. — Muscles en bon état, marche très difficile et ataxique, ataxie aux membres supérieurs et inférieurs. Scoliose, pas de nystagmus.

En 1862. — Tous les phénomènes se sont aggravés. Signe de Romberg. Pas d'érections ni de pollutions depuis deux ans. Vertiges depuis cette même époque.

En 1875. — Le malade ne peut pas marcher ni se tenir debout. Au lit, les mouvements sont possibles, mais incoordonnés. Force conservée. Parole incompréhensible. Œil intact. Nystagmus. Sensibilité intacte. Sphincters en bon état. Les autres fonctions bien.

En 1876. — Fièvre typhoïde et mort après avoir présenté le phénomène de Cheynes-Stokes.

Autopsie. — Outre les lésions caractéristiques de la fièvre typhoïde, il existe une dégénérescence graisseuse des fibres du cœur. L'examen des centres nerveux fait par le Dr Schultze a donné le résultat suivant :

La dure-mère ne présente rien de particulier, si ce n'est une légère quantité de sérosité dans l'intérieur. L'arachnoïde de la partie postérieure de la moelle, mais surtout dans les régions cervicale et dorsale est épaissie et un peu opaque. Dans la partie dorsale, sur un point très circonscrit, elle est fortement adhérente à la dure-mère; au microscope, elle paraît composée d'un grand nombre de cellules d'ailleurs normales. Les cellules pavimenteuses de la partie antérieure de l'arachnoïde sont un peu troubles dans la région cervicale et dorsale ; dans la région lombaire elles semblent normales. La pie-mère est épaissie et dans la partie cervicale elle est constituée par une quantité extraordinaire de cellules à noyaux pigmentés.

Trois (?) heures après la mort la moelle épinière présente une coloration grise siégeant : 1° sur les cordons postérieurs dans toute leur hauteur, surtout dans la partie inférieure du renflement cervical et dans la région dorsale; 2° sur les cordons latéraux à leur partie postérieure dans les régions cervicale et dorsale. Les parties dégénérées dans cette région (dorsale) ont à la coupe la forme de coins dont la base se confond avec la moitié postérieure du cordon latéral, tandis que le tranchant est dirigé dans l'angle limité par les cornes antérieures et postérieures.

Les autres coupes n'ont présenté rien d'anormal, soit dans la substance blanche, soit dans la grise. La consistance des parties dégénérées, dont la couleur grise tirait un peu sur le jaune dans les cordons postérieurs, était plus considérable que normalement.

La moelle épinière est plus mince, plus grêle qu'elle ne l'est à l'état normal chez un homme vigoureux de la même taille et du même âge. La diminution de volume existe surtout à la région postérieure et porte tout particulièrement sur le cordon postérieur. Néanmoins la région antérieure et la substance grise sont également amoindries, ce que l'on a surtout constaté plus tard sur les préparations durcies.

La forme de la moelle épinière a subi des modifications dans sa partie blanche, dans la partie inférieure du renflement cervical et dans la région dorsale; les sillons qui séparent les cordons postérieurs des latéraux paraissent plus profonds, tandis que le sillon postérieur au contraire semble moins profond. Après une macération prolongée de la moelle épinière dans la liqu ur de Müller, les parties dégénérées prirent une coloration jaunâtre. La coloration est encore sensible dans les cordons antérieurs au niveau du renflement cervical et au dessus, tandis qu'à ce niveau les cordons postérieurs (comme d'ailleurs à l'état frais) semblent dégénérer seulement dans la région des cordons de Goll.

On ne peut d'ailleurs avoir une idée nette de l'étendue de la dégénérescence qu'avec des coupes très minces, colorées par le carmin ou l'hématoxyline. On constate alors que dans la région cervicale jusque dans l'entre-croisement des pyramides : 1° Les *cordons de Goll* sont très dégénérés (couleur rouge foncé ou bleu foncé); 2° Les *cordons cunéiformes et la partie postérieure des cordons latéraux* sont un peu moins colorés, mais encore là la coloration est très évidente; 3° Le *cordon antérieur droit* est coloré sur le bord que limite le sillon antérieur; 4° Une dégénérescence circulaire occupe le *cordon antérieur gauche*.

Dans la région dorsale, la coloration disparaît dans le cordon antérieur droit. Cependant, il y a peu d'épaississement de la névroglie. Les cordons postérieurs et la partie postérieure des cordons latéraux sont dégénérés, la dégénérescence circulaire manque, peut être en existe-t-il des traces dans la partie moyenne des cordons latéraux. Enfin, dans la région lombaire, il n'y a de coloré que les cordons postérieurs et latéraux; il en est de même dans la queue de cheval. Au microscope, on constate que les parties colorées sont atteintes de dégénérescence fibrillaire, telle qu'on la trouve dans le processus sclérosique de la moelle et dans le tabes ordinaire.

On trouve des petits noyaux graisseux disséminés et rares dans la paroi des petits vaisseaux. En revanche, les corps amylacés sont nombreux, surtout dans la partie postérieure. La substance fibrillaire contient, comme la substance normale, un grand nombre de noyaux. Elle est traversée même dans le points les plus malades par des fibres nerveuses, les unes intactes, d'autres atrophiées, d'autres enfin qui semblent réduites à leur cylindre-axe et qui, dans les coupes longitudinales, paraissent continues. On ne peut apercevoir les cellules de Deiters. Les parois des vaisseaux sont épaissies en divers endroits. Le nombre des fibres nerveuses est réduit considérablement dans les cordons postérieurs de la moelle dorsale et lombaire, ainsi que dans les cordons de Goll. Dans les cordons latéraux et cunéiformes, il y en a davantage; mais là où elles sont le plus nombreuses, c'est dans le cordon antérieur droit. Bien que sur des coupes horizontales nous ayons remarqué des espaces considérables dépourvus de fibres nerveuses, nous avons cependant pu compter dans la moitié interne du cordon postérieur au niveau de la région dorsale, dans un point fortement dégénéré jusqu'à 500 fibres nerveuses. Sur les autres coupes que nous avons faites, ces fibres, très atrophiées, très grêles étaient beaucoup plus nombreuses et plus compactes.

Il est à remarquer que dans les régions cervicale et dorsale, ainsi que dans la région lombaire, la dégénérescence des cordons latéraux atteint la périphérie médullaire, sans intermédiaire de tissu conjonctif sain, tandis qu'entre le foyer de dégénérescence des cordons latéraux et les cordons postérieurs, il existe encore une substance presque normale qui semble englobée dans les tissus pathologiques, de sorte qu'on ne peut croire que le processus morbide se soit propagé des régions postérieures vers les cordons latéraux. D'ailleurs, on trouve beaucoup plus de fibres saines dans le voisinage des cornes postérieures que du côté du sillon ou de la périphérie médullaire postérieure.

Dans les cordons latéraux aussi, le tissu conjonctif est beaucoup plus abondant à la périphérie qu'au centre.

Quant à la substance grise, elle est atrophiée considérablement, même dans les cornes antérieures, surtout au renflement cervical. Les cellules ganglionnaires semblent être en général plus clairsemées et plus petites, mais leur texture est normale. Les colonnes de Clarke présentent dans toute leur hauteur diverses altérations qui consistent dans la diminution du nombre des cellules ganglionnaires, de sorte que sur maintes coupes, même dans les régions inférieures de la moelle où ces colonnes sont très considérables, on ne peut voir que de rares cellules; dans les autres régions il est presque impossible de les observer.

En même temps, le nombre des corps amylacés est très réduit; il y en a seulement un peu plus que dans les cornes antérieures. Les cornes postérieures en contiennent un grand nombre, surtout à la périphérie, mais ils sont réduits de volume, excepté dans les régions lombaires, où ils semblent normaux.

Les racines postérieures sont plus grêles qu'à l'état normal, mais elles contiennent, outre des fibres dégénérées, des fibres complétement saines.

Bien réduites aussi sont les fibres qui constituent les racines postérieures extra-médullaires et les fibres normales qui s'y trouvent sont très rares. On a rencontré aussi un grand nombre de noyaux; les vaisseaux semblent hypertrophiés dans certains endroits. Il n'y a pas de corps amyloïdes. Les ganglions spinaux n'offrent rien d'anormal. Il en est de même pour les nerfs et pour les muscles. Dans les nerfs aussi point de corps amyloïdes. Du côté de la moelle allongée, depuis l'entre-croisement des pyramides jusqu'à la pointe du calamus scriptorius, on peut observer que la dégénérescence va jusqu'aux pyramides postérieures.

Les cellules ganglionnaires de ces dernières semblent plus rares et atrophiées, de même pour les cordons latéraux dont la dégénérescence se poursuit très haut. Le tissu pathologique du cordon antérieur droit disparaît un peu au delà de l'entre-croisement des pyramides. Dans les pyramides, pas de sclérose ni de corps amyloïdes, tandis que dans les pyramides postérieures ils sont très nombreux et l'on en trouve encore quelques-uns dans les cordons latéraux.

Plus loin, à la hauteur du noyau de l'hypoglosse, un peu d'hypertrophie du tissu conjonctif dans les parties latérales des corps restiformes ; là aussi un grand nombre de corps amylacés comme dans les cordons latéraux. On peut donc considérer ces corps amylacés comme étant le début de la dégénérescence ; ils sont en nombre inverse des fibres nerveuses.

Les corps amylacés manquent dans les olives, dans la substance grise du plancher du quatrième ventricule, dans le noyau de l'hypoglosse ; ils manquent aussi dans le centre de la moelle allongée. Peu nombreux dans les pyramides, ils sont d'une rareté extrême dans le pont de Varole et dans les pédoncules cérébraux. En somme, pas de sclérose de la moelle allongée si ce n'est celle qui provient des cordons médullaires et qui existe dans les corps restiformes. La moelle allongée est plus grêle, surtout à la partie inférieure : en la comparant avec des pièces appartenant à des individus sains et même à des femmes, elle présentait encore une diminution de 3 millimètres environ dans tous ses diamètres. Cette diminution de volume portait sur toutes les parties de la moelle allongée, sur les olives aussi bien que sur les corps restiformes. Au microscope, les fibres et les cylindraxes sont plus ténus ; il en est de même des noyaux gris, des fibres et des pédoncules. En approchant de l'aqueduc de Sylvius, ces réductions de volume sont moins évidentes, il n'y a plus qu'un millimètre de différence dans chaque diamètre.

Rien dans le cerveau ni dans le cervelet.

Observation V

Schultze. — *Virchow's Archives*, Bd. LXXIX, s. 132.

Durée. — Charlotte Lotsch. Durée, 35 ans.

Moelle. — Mince et aplatie.

Pie-mère. — Épaissie et opaque.

Cordons postérieurs. — Sclérosés. Dans la région cervicale, il y a une bande de substance moins dégénérée large d'un millimètre à la portion dorsale de la commissure postérieure. Les régions postéro-externes contiennent aussi quelques fibres normales.

Cordons latéraux. — Les parties postérieures sont sclérosées jusqu'à la périphérie ; mais la dégénération ne s'étend pas autant que dans le cas précédent.

Cordons antérieurs. — Des deux côtés il y a sclérose s'étendant depuis la décussation jusqu'à une certaine distance en dessous, sous la forme d'un faisceau en forme de virgule.

Cornes antérieures et postérieures. — Pas de mention.

Colonnes de Clarke. — Sclérosées.

Racines postérieures. — Sclérosées.

Ganglions spinaux. — Normaux.

Bulbe. — Normal ; sauf de l'hypertrophie du tissu conjonctif.

Observation VI

Newton Pitt. — *Guy's hospital Reports*, 1887, p. 369.

R..., 30 ans. Mère choréique, frères choréiques, choréique lui-même. Malade depuis 14 ans ; trois frères et une sœur affectés comme lui. Démarche chancelante, ne peut se tenir debout, dans les premiers temps avec les yeux fermés, plus tard ni même avec les yeux ouverts. Membres supérieurs et inférieurs ataxiques, mouvement de salutation dans la tête. Force conservée partout, sauf aux muscles du dos. Sensibilité intacte. Vue intacte. Nystagmus. Trouble de la parole. Les orteils se relèvent quand le malade cesse de marcher. Maladie de cœur à laquelle il succombe.

Autopsie. — 1° La moelle épinière est extrêmement petite.

2° Une sclérose considérable allant pour ainsi dire jusqu'à la destruction des colonnes de Goll est visible depuis le renflement lombaire jusqu'au plancher du quatrième ventricule, où elle se termine.

3° Il existe une sclérose grave de la partie postérieure des colonnes de Burdach dans lesquelles cependant on voit çà et là des fibres saines disséminées. Ces fibres saines sont plus nombreuses à la partie supérieure de la moelle qu'à sa partie inférieure, où leur présence est exceptionnelle. Une dégénérescence peu marquée se voit dans le *fasciculus cuneatus* et dans un amas de fibres du *fasciculus rotundus*.

4° Une étroite bande dans les colonnes de Burdach limitant la corne postérieure et les racines, plus spécialement le long de la moitié antérieure, a échappé à la dégénérescence. Cette bande est plus définie à la partie supérieure qu'à la partie inférieure de la moelle.

5° Une sclérose diffuse (et beaucoup plus étendue que dans les colonnes postérieures) des cordons pyramidaux croisés ne variant pas beaucoup pour l'intensité, mais probablement plus marquée à la région dorsale. On ne peut s'apercevoir de cette modification plus haut que l'entre-croisement des pyramides.

6° Une sclérose diffuse des bandes cérébelleuses ascendantes et une légère, mais irrégulière sclérose affectant des fibres disséminées en avant de ces bandes et surtout le long de la périphérie et dans certaines coupes s'étendant le long de la commissure antérieure.

7° Dans certaines coupes, dégénérescence des colonnes de Clarke.

8° Dégénérescence de quelques fibres des racines nerveuses postérieures et dans d'autres coupes des cornes postérieures.

9° Friabilité et rétrécissement des régions affectées. A l'œil nu, la chose la plus digne de remarque est la grande diminution de la moelle dans son diamètre transversal ; cette diminution se remarque aussi bien aux renflements cervicaux et lombaires qu'à la région dorsale, les parties postérieures étant en proportion plus petites que les antérieures.

On voit aussi les régions symétriques bien marquées de sclérose affectant les colonnes postérieures et les parties postérieures des colonnes latérales. Quoi qu'il en soit, cette moelle, tout en tenant compte de la sclérose dont elle était affectée, semblait beaucoup plus petite que d'habitude et il est fort possible qu'on puisse trouver dans son volume l'explication de sa rapide et précoce dégénérescence.

Ajoutons que le cerveau ne présentait rien qui puisse nous intéresser. Que les enveloppes de la moelle n'étaient pas épaisses ni opaques. Que la moelle allongée et le pont de Varole n'étaient pas altérés.

Observation VII

Rütimeyer. — *Virchow's Archives* (1er cas de Rütimeyer). Bd. CX, s. 215.

Henri Kern., âgé 20 ans. Début de la maladie à 6-7 ans par ataxie des membres inférieurs gagnant vite les supérieurs. Dans les premiers 6 ans, pas de troubles de la sensibilité qui n'arrivent qu'après 8 ans. Parole troublée. Cypho-scoliose très prononcée. Dans les dernières années de l'existence, paralysie complète des membres inférieurs, moins prononcée aux membres supérieurs. Absence du réflexe patellaire, pas d'immobilité pupillaire ; nystagmus, jamais de douleurs fulgurantes ni en ceinture.

La mort arrive d'une manière peu attendue, sans maladie longue, à la suite de faiblesse générale, après 14 ans de maladie.

Autopsie. — Le *cerveau* n'offre rien de particulier soit dans son aspect extérieur, soit à la coupe.

La *moelle* et la *moelle allongée*, très atrophiées, mais d'une manière égale partout. Sur la dure-mère de la région lombaire et dorsale inférieure, deux petites plaques osseuses.

Arachnoïde et pie-mère, surtout de la région lombaire, épaissie d'une manière diffuse, épaississement moins prononcé à la région cervicale.

Racines postérieures et nerfs de la queue de cheval minces. La substance grise ne se voit bien que dans la région lombaire.

Les cordons postérieurs sont foncés. Ailleurs, la coloration est un peu normale, mais la consistance plus grande. Après être restée longtemps dans la liqueur de Müller, on constate la coloration jaune des cordons de Goll dans la région cervicale supérieure, dans la région cervicale inférieure, dans la région de passage de cette région, dans la dorsale on voit même cette coloration de plus en plus reconnaissable sur les parties internes des cordons cunéiformes et les parties postérieures des cordons latéraux. Ces parties, dégénérées des cordons latéraux et postérieurs, sont séparées de la corne postérieure par une bandelette mince de substance blanche restée intacte et entourant la substance grise de chaque côté. Cette description est la même pour toute la longueur de la moelle, sauf que la partie colorée en jaune des cordons postérieurs se rapproche des cornes postérieures à mesure qu'on descend plus bas, de manière qu'à la partie inférieure la bandelette blanche et mince ne se trouve que dans la partie médiane des cornes postérieures. Le maximum de coloration, aussi bien des cordons postérieurs que des cordons latéraux, se trouve dans la région dorsale inférieure, tandis qu'à partir du renflement lombaire elle va en diminuant.

Examen histologique. — Nous nous sommes servi de préparations faites avec la liqueur de Weigert modifiée.

Moelle épinière cervicale. — La moelle épinière est mince surtout à cause de l'aplatissement des cordons postérieurs. Ce qui frappe surtout c'est la dégénérescence des *cordons de Goll* en forme de prisme dont la base est tournée en arrière et le sommet en avant avec un léger élargissement vers la commissure postérieure ; dans ce champ de dégénérescence on trouve près de 400 fibres conservées ; la dégénérescence est surtout marquée dans la périphérie et dans les parties médianes qui correspondent au septum postérieur. Près de la commissure postérieure il y a une bandelette large d'un millimètre où la dégénérescence est peu prononcée quoique assez reconnaissable.

Autour de la bande de tissu conjonctif qui entoure les cordons de Goll latéralement il y a une partie très mince de substance dégénérée plus prononcée dans la partie postérieure, s'amincissant en avant et qui arrive jusqu'au quart antérieur des cordons postérieurs, laquelle forme une espèce d'ourlet autour des cordons de Goll. Il y a ici des fibres conservées dans l'intérieur des cordons de Goll.

Les autres parties des cordons prismatiques sont intactes et surtout les parties antéro-externes dans le coin formé par la commissure postérieure et les cornes postérieures se distinguent par le grand nombre de fibres intactes. Dans les cordons latéraux on constate aussi la dégénérescence quoique d'un moindre degré que dans les cordons de Goll. C'est surtout dans la partie postérieure des cordons latéraux que le champ de dégénérescence est localisé et pénètre en forme de coin entre les cornes antérieures et postérieures. Il est séparé de la partie externe des racines postérieures et du côté latéral des cornes postérieures par une bandelette mince de substance blanche intacte. Le champ de dégénérescence correspond tout à fait au K. I. S. et P. Y. S. du schéma de Flechsig tandis que les parties non colorées en jaune par la liqueur de Weigert, c'est-à-dire le restant des cordons latéraux sont parfaitement intactes. Il n'y a aucune différence dans l'intensité de la sclérose entre P. Y. S. et K. Y. S.

Substance grise intacte, *racines postérieures* assez atteintes, mais la disparition des fibres nerveuses et la présence de tissu conjonctif ne sont pas grandes.

En regardant toute la section de la moelle dans cette région, on constate une symétrie parfaite dans la distribution des lésions.

Région cervicale. — La dégénérescence des cordons de Goll, de même intensité, est aussi bien limitée qu'en haut et arrive jusqu'à la commissure postérieure, aussi la dégénérescence des parties latérales, quoique ici moindre que le cordon de Goll, s'étend un peu plus latéralement. Les parties antéro-latérales des cordons postérieurs et une bandelette mince de substance blanche non altérée qui entoure le côté interne des cornes postérieures sont normales.

La dégénérescence de la région postéro-externe des cordons latéraux comme plus haut. Les parties limitant la corne postérieure et le reste des cordons latéraux sont intactes.

Rien d'anormal dans la substance grise, fibres nerveuses en moins grand nombre dans les racines postérieures.

Moelle cervicale inférieure et passage à la région dorsale supérieure. — La dégénérescence des cordons postérieurs est augmentée surtout dans les cordons de Goll, dans son tiers postérieur et moyen on ne trouve que çà et là quelques fibres nerveuses dans une substance conjonctive et fibrillaire. Dans les cordons prismatiques il y a la même augmentation de la lésion qui s'étend jusque dans l'angle déterminé par la commissure postérieure et les cornes postérieures de manière que les parties intactes latéro externes paraissent rejetées en arrière et rétractées. Dans les cordons prismatiques il y a à part la substance blanche en forme de bandelette bordant la corne postérieure, mentionnée plus haut, encore une partie intacte qui correspond au n° 6 du schéma de Strumpell.

Dans les *cordons latéraux* aussi la lésion est ici plus avancée que dans la région supérieure et le nombre d s fibres intactes moindre.

Racines postérieures par rapport aux antérieures atrophiées.

Substance grise intacte, peut-être aussi atrophie des fibres et cellules dans les colonnes de Clarke.

Région dorsale supérieure. — Dans toute l'étendue des cordons postérieurs on peut à peine trouver un point où les fibres nerveuses soient en quantité normale. Le moins altéré c'est la partie postérieure du champ antéro-externe et la partie postérieure du petit champ de substance blanche qui avoisine le côté médian des racines postérieures. Le maximum de l'atrophie correspond à la partie médiane des colonnes de Goll. On voit ici aussi des champs de dégénérescence dans les cordons latéraux qui sont très bien limités, en forme de coin dont la base regarde la périphérie, et le sommet fait saillie dans l'angle existant entre les cornes antérieures et postérieures. Le petit grossissement cunéiforme qui correspond à la partie antérieure de K. I. S. et qui est situé vers la périphérie est bien marqué ; les couches limitantes latérales intactes.

La *substance grise* est visiblement atrophiée dans le domaine des colonnes de Clarke, dont les fibres fines sont disparues pour la plupart et dont les cellules ganglionnaires sont réduites.

Région dorsale moyenne. — La dégénérescence est la même que plus haut dans les cordons postérieurs. La bordure de substance blanche qui est située à la partie interne des cornes postérieures est mince. La zone des racines postérieures et le coin de substance blanche situé au-devant du lieu de sortie des racines postérieures sont relativement les mieux conservés.

La dégénérescence des cordons latéraux est partout symétrique et limitée seulement aux sections de P. Y. S. et K. Y. S. Dans la substance grise on voit même à l'œil nu les colonnes de Clarke trancher sur le reste de la moelle par leur pâleur (coloration de Weigert).

Au microscope on voit seulement sur le bord antérieur et médian une couche mince de fibres fines et moelleuses ; les cellules nerveuses des colonnes de Clarke sont petites et arrondies, pour la plupart sans noyaux visibles, pigmentés, en tout 26 sur la section d'une colonne. Le reste de la substance grise et surtout les cellules ganglionnaires bien développées des cornes antérieures sont normales.

Les racines postérieures sont très dégénérées.

Région dorsale inférieure. — Jusqu'au niveau de la dixième racine dorsale, l'état des cordons postérieurs et latéraux est le même que dans la région supérieure. La disparition des éléments anatomiques des colonnes de Clarke atteint son maximum dans la partie inférieure de la région dorsale ; sur plusieurs coupes, on ne trouve rien ou seulement quelques cellules ganglionnaires isolées et du reste une diminution considérable des fibres nerveuses fines. Le reste de la substance grise est normal.

Dans la région tout à fait inférieure la dégénérescence des cordons postérieurs diminue un peu. Les champs antéro-externes deviennent plus grands et remplissent l'angle entre la commissure et les cornes postérieures. La bordure le long des cornes postérieures est plus large, la surface de section de la couche limitante latérale devient plus large aussi ; les racines postérieures dont l'atrophie a atteint son maximum dans la région dorsale inférieure sont au niveau du passage dans la région lombaire moins atrophiées.

Région lombaire. — La dégénérescence des cordons postérieurs diminue surtout dans les parties latérales du tiers antérieur, où le nombre des fibres est à peu près normal. Ce qui frappe surtout dans cette région et surtout dans sa partie supérieure, c'est la dégénérescence absolue des racines postérieures où non seulement les fibres ascendantes, mais encore les fibres qui se rendent dans les cornes postérieures, s'irradiant sous forme de petits fascicules, sont considérablement diminuées.

Les parties médianes de la zone de rentrée des racines (Westphal) sont dégénérées dans la région lombaire.

La substance grise et surtout la zone marginale des cornes postérieures, qui est, d'après les travaux de Lissauer, très importante, paraît — quant aux fibres fines et serrées ascendantes — normale. Dans la région lombaire moyenne et inférieure, la zone marginale est normale, quoique les fibres volumineuses qui se rendent directement des racines postérieures dans les cornes postérieures horizontalement, et qui traversent la substance gélatineuse soient ramifiées. Le reste de la substance grise est intact.

Le coin de substance dégénérée située dans les cordons latéraux s'avance moins dans la région lombaire vers la substance grise et correspond à la section de P. Y. S. du schéma de Flechsig.

Ce qui mérite encore l'attention, c'est que dans la région lombaire inférieure il y a un champ ovale et mince situé dans le tiers moyen de la fente postérieure, lequel présente un nombre plus considérable de fibres que les parties qui l'entourent malgré que la dégénérescence est, dans toute la hauteur de la moelle, plus prononcée dans la partie moyenne des cordons postérieurs. Cette partie ovale, qui d'ailleurs n'est pas normale, correspond topographiquement au champ rond et ovale de la figure 8 du schéma de Flechsig (tableau XX).

Les racines postérieures sont modérément atrophiées.

Région sacrée. — Aux deux tiers postérieurs des cordons postérieurs et sur toutes les parties médianes, on constate une diminution assez considérable de fibres, tandis que dans les cordons latéraux aussi bien que dans la substance grise on ne voit plus de dégénérescence.

La surface de section de la région cervicale est de 14 millimètres de diamètre transversal, 8 de diamètre antéro-postérieur.

Région dorsale moyenne, 9 — 6. Région dorsale inférieure, 9 — 6. Région lombaire, 10 — 9.

La moelle allongée ayant été perdue, M. Rütimeyer n'a pu l'examiner.

Observation VIII

Rutimeyer. — *Virchow's Archives* (2e cas de Rütimayer). Bd. CX, s. 215.

Berthe Kern..., 14 ans. Début de la maladie aux membres inférieurs à 7 ans qui s'étend peu à peu aux membres supérieurs.

En 1882, ataxie grave de tous les membres et du tronc. Nystagmus léger et bilatéral, pas de troubles notables de la parole. Force motrice normale dans les quatre membres. Sensibilité peu diminuée. Sens musculaire normal. Flexion dorsale du gros orteil aussitôt que le pied quitte le sol. Réflexe patellaire aboli. Pas de do[illegible]urs. En 1883-84, cypho-scoliose. Les deux orteils dans la [illegible] dorsale permanente. La malade peut à peine se traîner en se tenant aux objets environnants. En septembre 1884, faiblesse générale extrême, fièvre, délire, impuissance motrice, atrophie musculaire, sensibilité peu diminuée, incontinence d'urine, la déglutition se fait mal. Langue sèche. Viscères normaux. La malade est morte sans qu'aucune complication soit survenue.

L'autopsie a donné des résultats à peu près identiques à ceux du cas antérieur.

Je ne crois pas devoir la reproduire ici, malgré son intérêt. Il suffit de s'en rapporter entièrement à l'antérieure. Il y a cependant une petite différence. Voici ce que dit l'auteur de la région dorsale supérieure, examen microscopique.

Le maximum de la dégénérescence est toujours aux cordons de Goll ; après ceux-ci viennent les champs postéro-externes. Bord mince de substance blanche le long des cornes postérieures conservé. Les champs antéro-externes sont normaux.

Dans les cordons latéraux, la dégénérescence est moins prononcée qu'en haut, elle a des limites moins nettes et s'avance vers la périphérie des cordons latéraux plus en avant que la surface de section K. I. S., c'est-à-dire qu'elle arrive jusqu'à une ligne transversale passant par le sommet des cornes antérieures. On peut s'expliquer cette exception à la règle par une variation individuelle ou par une dégénérescence marginale accessoire. Dans la substance grise on voit une dégénérescence considérable de fibres fines et moelleuses et aussi un nombre moins grand de cellules ganglionnaires (souvent petites et vésiculaires) dans les colonnes de Clarke. Le reste de la substance grise normale. Les racines postérieures atrophiées. La moelle allongée n'a pas été examinée au microscope, mais néanmoins on pouvait constater une dégénération dans le domaine des funiculus gracialis et cuneatus jusqu'à l'entre-croisement des pyramides en haut.

La dégénérescence était identique dans les deux cas, elle correspond à celle du tabes ordinaire. Il s'agit d'une substitution de fibres connectives aux fibres nerveuses. Quelquefois on pouvait constater des cellules de tissu conjonctif dans la substance intercellulaire très développée. On ne pouvait pas constater au contraire un épaississement dans les gaines de tissu conjonctif des petits vaisseaux, qui viennent de la pie-mère se rendant dans l'intérieur de la moelle. Pas d'ectasie de ces vaisseaux. Pas de cellules granuleuses. Pas de corps amylacés. Le canal central était dans la plupart des coupes plus oblitéré dans le cas I que dans le cas II ; il était libre.

Dans quelques coupes on voyait une augmentation de cellules étoilées (de Deiters ?) dans les cornes postérieures, mais qui n'étaient ni constantes ni très remarquables.

Quant à la lésion des fibres nerveuses elle consistait en une simple absence de ces fibres. Çà et là on remarquait un reste d'émiettement de la substance nerveuse.

La pie-mère était légèrement épaissie d'une manière diffuse, et cet épaississement n'était pas plus grand au niveau où la lésion était à son maximum. Pas d'ectasie des vaisseaux de la pie-mère, il y avait seulement un épaississement modéré des lamelles de substance connective formant cette membrane.

Dans le cas II, on trouve quelques traces de dégénérescence aux nerfs médian et sciatique.

Observation IX

Letulle et Vaquez. — *Mémoires de la Société de Biologie*, 22 février 1890.

Paul Far..., 21 ans, fils unique, d'une famille indemne de toute tare héréditaire. Début de l'incoordination motrice à dix ans. Marche ascendante des troubles ataxiformes de la contractilité. État athétosique, au repos des quatre membres et de quelques muscles faciaux : oscillations arythmiques de la tête.

Nystagmus, parole lente et scandée.

Signe de Romberg. Perte de tous les réflexes tendineux. Intégrité parfaite de la sensibilité sous toutes ses formes ; intégrité de tous les appareils sensoriaux, absence de troubles trophiques. Réactions électriques normales.

Arrêt de développement général du corps prédominant au niveau des membres inférieurs, faciès infantile, excitation génitale habituelle, intelligence moyenne.

Scoliose vertébrale, saillie anormale de la région dorsale du tarse. Asystolie, apoplexie pulmonaire. Mort à l'âge de 21 ans.

Autopsie. — Faite 36 heures après la mort.

Rétrécissement mitral pur probablement congénital, infarctus pulmonaires.

La *moelle épinière* et l'*encéphale* sont enlevés avec soin. Bien que le sujet soit chétif, la moelle entourée encore de ses enveloppes, paraît d'un volume moindre que normalement. Les méninges spinales sont rouges, leurs vaisseaux sont gorgés de sang, et il semble que la dure-mère se sépare assez difficilement des autres enveloppes au niveau de la face postérieure.

Après durcissement dans le Müller, l'examen méthodique des centres nerveux est pratiqué.

Les coupes colorées par les différentes méthodes (le carmin, l'hématoxyline, l'orcanette et surtout le Weigert) montrent, d'une manière constante l'existence d'une lésion systématique que nous allons étudier aux différents étages de la moelle.

A. *Région lombaire.* — Il existe dans toute la hauteur de la moelle lombaire une sclérose très avancée des cordons de Goll. C'est à peine si l'on trouve au milieu du tissu sléreux quelques rares tubes nerveux, très petits, écrasés et perdus dans la masse des fibrilles qui les enserrent.

Les cordons de Burdach, quoique scléreux, sont un peu moins lésés que les cordons de Goll.

C'est principalement au voisinage de la commissure postérieure et des cornes postérieures que les cordons de Burdach, à l'instar de la partie la plus antérieure du cordon de Goll, conservent un petit nombre de fibres nerveux à myéline. Par contre, au niveau des faisceaux radiculaires internes, au contact de la racine postérieure au moment où elle aborde la moelle les lésions de dégénération du faisceau de Burdach sont des plus évidentes. La zone de Lissauer est également atteinte.

Les colonnes de Clarke, aussi bien dans leur partie externe que dans leur partie interne, sont profondément atteintes. La dégénération frappe non seulement les cellules nerveuses des deux groupes de la colonne de Clarke, mais aussi la presque totalité des tubes nerveux qui les accompagnent.

Pour ce qui est du faisceau latéral à droite comme à gauche. l'examen attentif des coupes colorées par le Weigert, permet de reconnaître qu'il existe à la partie postérieure du faisceau latéral une sclérose peu étendue, très légère et presque absolument corticale. Cette zone sclérosée est mince, puisqu'elle ne dépasse certainement pas le tiers de l'épaisseur du cordon latéral et n'atteint que peu l'intégrité du faisceau pyramidal croisé.

Le reste de l'organe est sain, sauf le tissu péri-épendymaire, qui est quelque peu tuméfié et rempli d'éléments cellulaires.

Les racines postérieures sont assez irrégulièrement affectées, un certain nombre de coupes les montre légèrement sclérosées et quelque peu atrophiées, au moins autant qu'on en peut juger. Sur d'autres points, au contraire, nombre de coupes les dessinent, vivement colorées par le Weigert, et munies de tubes nerveux à peu près tous intacts.

Ajoutons, pour être complets, que les méninges, au contact des cordons postérieurs, semblent notablement épaissies.

B. *Région dorsale*. — La sclérose systématique des divers segments lésés dans la région lombaire se poursuit dans toute la hauteur de la région dorsale.

Le volume de cette portion de l'axe spinal paraît diminué.

Les cordons de Goll et les faisceaux de Burdach sont toujours systématiquement atrophiés par la lésion scléreuse en question. Cependant, le contraste qui existe plus bas entre la dégénérescence très avancée du cordon de Goll, et les lésions un peu moins moindre du faisceau de Burdach, est peut-être un peu plus marquée ici, le faisceau radiculaire postérieur présentant encore un certain nombre de tubes à myéline bien colorés.

La zone de Lissauer est véritablement atteinte. Les racines postérieures sont modérément touchées par l'atrophie ; mais le faisceau latéral au voisinage de sa surface et dans la région adjacente qui représente le faisceau pyramidal croisé est peut-être un peu plus nettement sclérosé qu'au-dessous ; cependant, il est impossible de considérer cette légère raréfaction des tubes à myéline comme une notable sclérose du faisceau pyramidal croisé.

Même état des colonnes de Clarke qui, sur un grand nombre de coupes ne contiennent plus une seule cellule.

Même intégrité des cordons antérieurs des cornes et des racines antérieures. La zone péri-épendymaire est considérablement épaissie. Le canal central est dévié latéralement.

C. *Région cervicale.* — En s'élevant, les lésions dégénératives du cordon de Goll restent les mêmes et les lésions du cordon de Burdach s'atténuent légèrement, tout en restant encore très accusées ; à ce niveau cependant la zone de Lissauer est incontestablement moins altérée qu'en bas.

En outre, le faisceau cérébelleux direct est légèrement atteint et la sclérose qui s'y dessine affleure exactement la surface de la moelle ; elle semble déborder quelque peu sur la zone du faisceau pyramidal croisé.

Le reste de l'organe est remarquablement sain.

Tous les vaisseaux de la moelle sont normaux.

Observation X

Blocq et Marinesco. — Sur l'anatomie pathologique de la maladie de Friedreich. *Archives de neurologie*, mai 1890.

Obs. — Suzanne De-ch. Début vers l'âge de 10 ans par des troubles d'incoordination de la marche. Peu après, elle fut prise de tremblement des mains et de la tête. L'intelligence est conservée. La parole est traînante et scandée, il y a du tremblement de la langue ; il existe un léger nystagmus dans le sens transversal. Dans la station debout, elle présente de petites oscillations qui augmentent quand elle ferme les yeux. Elle marche en frappant le sol du talon et en titubant.

Il existe également de l'incoordination des membres supérieurs. Pas de troubles de la sensibilité. Les réflexes rotuliens sont abolis. Scoliose assez prononcée. Deux ans après cet examen, en

1887, le caractère titubant de la démarche s'accentue au point que la malade ne peut plus que très difficilement se tenir debout.

Des crises de petites attaques d'hystérie apparaissent à cette époque, en moyenne tous les cinq ou six jours, cet état s'accompagne de troubles de la sensibilité.

Autopsie. — La malade a succombé à la tuberculose pulmonaire dont on trouve des lésions très avancées.

Système nerveux. — Les méninges cérébrales non plus que le cerveau et le cervelet n'offrent aucune lésion appréciable.

Les méninges rachidiennes paraissent indemnes.

La moelle elle-même est très diminuée de volume ; à la coupe, les cordons postérieurs tranchent par leur coloration sur les autres parties, ils présentent de plus une friabilité excessive.

Examen histologique. — On a prélevé pour cet examen : le cerveau, le cervelet, la protubérance, le bulbe, la moelle, les racines et les ganglions spinaux, quelques fragments de muscles, de cœur, de foie et de rein.

Technique. — Toutes les pièces ont été durcies dans la liqueur de Müller, le durcissement a été complété ensuite par la celloïdine.

Nous avons employé divers réactifs pour la coloration des coupes. Le picro-carmin, le carmin boracique, la fuchsine (selon le procédé de Weigert) nous ont surtout servi dans l'appréciation des détails des lésions.

Pour en étudier la distribution, nous avons mis en œuvre alternativement les méthodes de Weigert, de Pall et de Vasal.

Examen de la moelle épinière. — *Région lombaire.* — En examinant les coupes avec un faible grossissement (oculaire n° 2, objectif n° 3 Reichert), on constate une sclérose régulière des cordons postérieurs qui laisse cependant presque intacte la zone antéro-externe.

La sclérose est aussi intense dans le cordon de Goll que dans le cordon de Burdach, quoiqu'elle soit plus accentuée dans le cordon de Goll.

Les fibres des racines postérieures au niveau du point où elles pénètrent dans les cornes sont en grande partie sclérosées. On remarque une diminution notable du nombre des grosses fibres transversales de ces mêmes cornes postérieures, tandis que les grosses fibres ascendantes sont beaucoup moins altérées.

Au niveau de la zone de Lissauer, les fibres transversales sont indemnes, tandis qu'il existe une diminution des fibres fines non commissurales plus prononcée dans la partie médiane.

L'altération n'est pas cependant aussi complète que dans le tabes.

On observe enfin la disparition presque complète des fibres radiées des cordons postérieurs.

Les *racines postérieures* extra-médullaires présentent une sclérose assez avancée ; leurs fibres nerveuses ont des diamètres inégaux, plusieurs ont disparu, leurs vaisseaux sont hyperémiés.

Cette altération se voit dans la partie inférieure de la région sacrée, là même où n'existent pas encore de lésions du cordon postérieur ; elle est beaucoup plus prononcée dans la région lombaire moyenne, et elle tend à disparaître au fur et à mesure qu'on s'élève dans la région dorsale.

Toutefois, cette lésion n'est pas très régulière, et elle fait défaut dans certaines coupes.

Le faisceau pyramidal est également sclérosé et sa forme est semblable à la section de P. Y. S. du schéma de Flechsig. Le faisceau de Türck est intact. Entre la corne postérieure et le cordon latéral, il existe une bande mince tout à fait saine.

Sur d'autres coupes, on observe une dilatation des vaisseaux dont les parois sont infiltrées par du sang. Ces infiltrations hémorragiques existent surtout dans les zones sclérosées et on y voit des trabécules émanés de la pie-mère.

Elles sont en général symétriques et également disposées, point important à noter.

On les voit aussi au niveau d'émergence des racines antérieures et postérieures, surtout sur ces dernières. Il résulte de cette dilatation des vaisseaux et des exsudats sanguins de petites cavités sinueuses, disséminées irrégulièrement et nombreuses surtout dans les parties sclérosées.

Les méninges ne présentent aucune altération significative si ce n'est une hyperémie intense des vaisseaux qui contiennent beaucoup de leucocytes.

Si l'on examine à l'aide d'un fort grossissement la zone de sclérose, on voit qu'elle est constituée par l'épaississement de la névroglie et par des îlots de tissu fibrillaire comme en on rencontre dans beaucoup de scléroses.

Ce tissu, dans la coloration au picro-carmin, est plus pâle que les parties environnantes et est quelquefois manifestement en rapport avec des vaisseaux ou des cellules de Deiters.

Les cylinder-axis ont disparu en grande partie.

Parmi ceux qui ont subsisté, il y en a qui sont atrophiés et pâles, tandis que d'autres sont hypertrophiés et fortement colorés.

En même temps, on remarque quelques vaisseaux dilatés et qui contiennent des globules hyalins. D'autres ont leur paroi épaissie et leur lumière se trouve oblitérée.

Transition de la région lombaire à la région dorsale. — Les fibrilles de la zone marginale de Lissauer sont presque intactes. Les faisceaux de Burdach sont plus altérés dans leur partie moyenne et bien conservés dans le tiers postérieur.

Les racines postérieures sont moins altérées qu'à la partie inférieure de la région lombaire. Le triangle formé par le faisceau pyramidal dégénéré montre à sa base une disparition presque complète des fibres nerveuses, tandis que son sommet offre une structure presque normale et se confond avec le tissu sain.

Moelle dorsale inférieure. — Beaucoup de fibres transversales qui pénètrent dans la corne postérieure ont disparu. La zone qui limite de chaque côté le point d'émergence des racines postérieures contient un plus grand nombre de fibres nerveuses que dans la région lombaire. Il existe de même une augmentation des fibres nerveuses dans les parties du cordon de Burdach qui côtoient les cornes postérieures (zone de Westphal). Les fibres fines de la substance spongieuse sont en grande partie détruites.

La sclérose du faisceau pyramidal gagne un peu plus du côté de la zone marginale.

La colonne de Clarke offre une disparition presque totale des fibrilles fines qui constituent le réseau élégant qui existe à ce niveau à l'état normal. La plupart des cellules nerveuses ont disparu. Celles qui subsistent sont diminuées de volume et se colorent mal sous l'influence des réactifs.

Région dorsale moyenne. — La sclérose porte ici sur les cordons postérieurs, le faisceau pyramidal et le faisceau de Flechsig.

Les colonnes de Clarke sont également atteintes.

Les cordons de Goll sont plus pauvres en fibres nerveuses que dans la région lombaire.

La partie des cordons de Burdach qui avoisine les cornes postérieures (zone antéro-externe de Westphall) est moins atteinte. De plus, les racines postérieures sont mieux conservées.

La bande saine qui existe entre la corne postérieure et le cordon latéral est plus mince que dans la région lombaire. Le cordon pyramidal et le cordon de Flechsig sont sclérosés et forment ainsi un triangle dont la base est tournée vers la périphérie et dont le sommet s'avance vers la région intermédiaire des cornes antérieures et postérieures (zone limitante). La partie la plus altérée est l'extrémité antérieure du cordon cérébelleux.

La lésion est partout symétrique, comparée au schéma de Flechsig, elle correspond aux formules D. Y. S. et K. Y. S.

Le réseau fibrillaire de la colonne de Clarke est à peine représenté par quelques fibrilles disséminés çà et là et au milieu desquelles on trouve des globules hyalins fortement colorés et deux ou trois cellules nerveuses pâles, atrophiées et sans prolongements.

Région dorsale supérieure. — La zone antéro-externe de Westphall présente une diminution considérable des fibres nerveuses. Les cordons de Goll sont surtout altérés dans leur partie moyenne. On voit à leur partie postérieure quelques grosses fibres disséminées. Les racines postérieures et les cornes postérieures sont très peu sclérosées. La lésion du cordon de Flechsig dépasse un peu la limite qu'on voit dans le schéma de Flechsig.

Les colonnes de Clarke restent prises principalement dans leur partie centrale où l'on ne voit plus de fibres nerveuses. Il reste encore deux ou trois cellules sans prolongements et plus petites qu'à l'état normal. Dans la région dorsale moyenne et supérieure, on voit en avant et près du faisceau cérébelleux une portion triangulaire fortement dégénérée partant de la périphérie du cordon latéral et pénétrant dans ce cordon à la manière d'un coin.

Transition de la région dorsale à la région cervicale. — La dégénérescence persiste avec les mêmes caractères dans les cordons de Goll. Même dans son tiers postérieur, le nombre des fibres nerveuses n'est pas accru. Quant au cordon de Burdach, on peut constater que toute la région des cornes postérieures est limitée par une bande de tissu très peu altéré. La partie la plus riche en fibres nerveuses est celle du tiers antérieur.

Région cervicale inférieure. — Les racines postérieures sont intactes. La zone qui les limite de chaque côté est normale. Dans la région postérieure du cordon de Burdach, on trouve une grande abondance de fibres normales. La zone antéro-externe de Westphall offre une altération très peu prononcée. Le champ du faisceau pyramidal est moins atteint que dans la région dorsale supérieure. Le cordon de Flechsig, séparé du faisceau précédent par une bande de tissu normal, est aussi moins altéré. La lésion empiète en avant sur la limite normale de ce cordon.

Région cervicale moyenne. — Il n'y a pas grande différence entre les altérations de cette région et celles de la précédente. Le faisceau cérébelleux, dont la partie antérieure est surtout lésée, arrive jusqu'au niveau de la corne antérieure. Le cordon de Goll est un peu plus riche en fibres nerveuses. Le faisceau pyramidal présente un minimum d'altération. La substance grise est intacte ainsi que les racines antérieures et postérieures.

Région cervicale supérieure. — On peut dire en général qu'ici à l'exception des cordons de Goll qui, eux, présentent toujours une altération assez considérable, tous les autres cordons sont très peu atteints. La sclérose disparaît presque complètement dans le faisceau pyramidal. La lésion est moins marquée dans le cordon de Burdach, sauf dans sa partie moyenne, et ce faisceau offre seulement une raréfaction des fibres nerveuses dans son tiers postérieur. La sclérose occupe plus régulièrement l'étendue du faisceau cérébelleux.

Ganglions spinaux. — Les ganglions spinaux ne sont pas tout à fait normaux; on y constate une disparition de quelques fibres nerveuses; et aussi (lésion peu importante du reste) des zones vasculaires dans la périphérie d'un certain nombre de cellules. De plus, en quelques points, le tissu conjonctif paraît hypertrophié.

Bulbe. — Au point où commence l'entre-croisement des pyramides, on constate une altération moins prononcée des faisceaux de Flechsig. Cependant, la lésion de ces cordons et de ceux de Burdach persiste encore, quoique très atténuée à la partie moyenne de l'entre-croisement des cordons latéraux. Dans les cordons de Goll, la sclérose persiste régulière et sans aucune modification.

Au-dessus de la décussation des pyramides, on observe une diminution peu marquée des fibres nerveuses des pyramides postérieures et une altération moins prononcée encore des corps restiformes. Les pyramides antérieures ne présentent aucune lésion. Il en est de même des noyaux des nerfs bulbaires.

Dans la région supérieure du bulbe, on voit immédiatement au-dessus des olives une cavité (apparente à l'œil nu) divisée par des tractus grêles en plusieurs aréoles, qui semble due à une dilatation excessive des capillaires coïncidant au même niveau avec la destruction de quelques fibres du raphé.

Le *cerveau* (circonvolutions frontales et occipitales) ne présente rien d'anormal.

Le *cervelet* (hémisphères et vermis) est également indemne.

Nous n'avons pu pratiquer l'examen des nerfs périphériques.

Observation XI

Guizetti. — *Il Policlinico*, 1894, p. 198.

Durée. — A... G... Durée 18 ans. Mort à 28 ans de maladie de cœur.

Moelle. — Petite.

Cordons postérieurs. — Sclérosés, à l'exception d'un tractus situé derrière la commissure et adjacent aux cornes postérieures. Intégrité du centre ovale de Flechsig. Dégénération du tractus de Lissauer à la région dorsale. Dégénération moins marquée à la région cervicale où Burdach s'améliore.

Cordons latéraux. — Beaucoup de fibres dégénérées dans le faisceau pyramidal croisé dans la région dorsale et lombaire, moins dans la région cervicale. Le faisceau cérébelleux direct et le faisceau de Gowers sont attaqués depuis la région dorsale jusqu'en haut. La couche limitante latérale est intacte.

Cordons antérieurs. — Intacts.

Cornes postérieures. — Atrophiées. Peu de cellules et dégénérées.

Cornes antérieures. — Normales.

Colonnes de Clarke. — Sclérosées.

Racines. — Les postérieures sclérosées, les antérieures saines.

Ganglions spinaux. — Diminution de taille des cellules ganglionnaires, qui sont le siège d'une atrophie progressive. Hyperplasie compensatrice du tissu connectif.

Nerfs périphériques. — Très atrophiés. Beaucoup de fibres fines.

Canal central. — Perméable seulement sur une faible étendue.

Bulbe. — Dégénération des cordons de Goll et de Burdach. Fibres horizontales saines, quelques fibres dégénérées dans les pyramides antérieures.

Cervelet. — Normal.

Cerveau. — Normal.

Remarques. — Pas d'altération des vaisseaux sanguins et des septa pie-mériens. Les fibres fines des nerfs périphériques émanent uniquement des racines postérieures et sont par conséquent sensitives. Les fibres fines dans les branches musculaires ont même origine.

Observation XII

Mirto. — *Giornale del Assoc. dei Medici e Naturalisti*, Anno IV, 1893.

Durée. — L..., P..., Durée 5 ans. Mort à 19 ans de pleurésie tuberculeuse.

Cordons postérieurs. — Sclérosés. Dégénération de Goll et de Burdach. Tractus de Lissauer atteints.

Cordons latéraux. — Dégénération du faisceau pyramidal croisé, diminuant de bas en haut.

Légère dégénération du faisceau cérébelleux direct et du faisceau de Gowers.

Cornes postérieures et antérieures. — Amincissement du réticulum nerveux dans les cornes antérieures et postérieures avec atrophie des cellules. La région dorsale est la plus touchée.

Colonnes de Clarke. — Sclérose extrême.

Racines postérieures. — Sclérosées.

Ganglions. — Dégénération atrophique des cellules ganglionnaires. Amincissement du réticulum nerveux. Hyperplasie du tissu connectif.

Nerfs périphériques. — Les nerfs moteurs étaient dégénérés. Les sensitifs n'ont pas été examinés. Les ganglions sympathiques examinés étaient normaux.

Observation XIII

Burr. — *University Medical Magazine*. Philadelphie. June, 1894.

Durée. — Femme. Durée 18 ans. Mort à 28 ans de diabète et tuberculose.

Cordons postérieurs. — Sclérosés. Sclérose extrême du cordon de Goll, moindre dans le cordon de Burdach ; depuis la région lombaire inférieure jusqu'à la cervicale supérieure.

Cordons latéraux. — Dégénération du faisceau pyramidal

croisé depuis le renflement lombaire jusqu'à la région cervicale supérieure.

Dégénération du faisceau cérébelleux direct de la région moyenne dorsale à la région cervicale supérieure.

Cordons antérieurs. — Sclérose du faisceau pyramidal direct de la région dorsale moyenne à la région cervicale supérieure.

Cornes postérieures. — Légèrement atteintes. Dégénération des cellules ganglionnaires.

Cornes antérieures. — Atrophie de quelques cellules.

Colonnes de Clarke. — Dégénération marquée.

Racines. — Les postérieures étaient sclérosées, les antérieures intactes.

Observation XIV

Dana. — *Postgraduate*, New-York, vol. XI, nº 7, 1896.

Durée. — Homme. Durée 8 ans. Mort à 19 ans.

Moelle. — Petite. Aplatie dans le sens antéro-postérieur.

Enveloppes. — Pie-mère épaissie.

Cordons postérieurs. — Sclérosés, surtout au niveau inférieur.

Cordons latéraux. — Le faisceau pyramidal croisé, le faisceau cérébelleux direct et le faisceau de Gowers sont sclérosés. Il y a sclérose marginale de presque toute la circonférence de la moelle.

Cornes postérieures. — Dégénération modérée de la substance grise et des cellules nerveuses.

Bulbe. — Dégénération s'étendant « probablement » au bulbe. Le reste n'a pas été examiné.

Remarques. — De nombreux trous (peut-être des espaces péri-vasculaires ?), d'une dimension de 1/2 à 2 millimètres, se trouvaient dans la substance grise et blanche de la moelle. On ne pouvait affirmer la présence de névroglie dans l'aire sclérosée.

Observation XV

J. Simon et Philippe. — *Progrès Médical*, 1897, nº 36.

Rouzier Adrien, âge, 15 ans. Début de la maladie à l'âge de

2 ans et demi par des douleurs dans les jambes. En 1891, à l'âge de 10 ans, il présente les symptômes suivants. Parole lente, un peu saccadée. Pas de nystagmus, pas de scoliose, pas de pied-bot, pas de troubles de sensibilité.

Les réflexes rotuliens sont abolis. La station debout est difficile, la démarche est ébrieuse. En 1895, l'enfant ne peut plus marcher, il se traîne sur les ischions. En 1896, apparition du nystagmus. L'intelligence est médiocre. Mort subite en 1896.

Examen histologique fait par le Dr Philippe. — *Cerveau.* — A l'œil nu les deux hémisphères cérébraux ne présentaient aucune altération. Développement normal des circonvolutions ; pas de lésion en foyer.

Cervelet. — Configuration, volume, poids normaux : pas d'asymétrie en aucun point.

Moelle. — Au contraire la moelle, dès l'extraction, apparut très grêle, comme affaissée surtout dans sa moitié postérieure et au niveau de la portion la plus reculée des cordons latéraux. Des coupes transversales faites immédiatement montrèrent que la substance blanche dans les régions affaissées était grisâtre, dure à la coupe et tranchant nettement sur la coloration nacrée habituelle des faisceaux voisins restés intacts. L'examen histologique à cause des résultats déjà visibles à l'œil nu, s'est borné à la moelle. Après durcissement pendant 3 mois dans le liquide de Müller, fréquemment renouvelé, plusieurs segments ont été choisis (régions sacrée, lombaire, dorsale supérieure, cervicale moyenne, bulbe inférieur), les segments inclus d'après la méthode de M. Duval ont été débités en coupes transversales et successivement colorées par le procédé de Weigert-Pal par le picrocarmin et l'hématoxiline. Dans notre examen histologique nous nous proposons : 1° d'établir la topographie des lésions au niveau des segments médullaires examinés ; 2° de chercher la nature du processus histologique.

1° *Pour le premier problème,* nous nous servirons des coupes colorées à l'hématoxyline de Weigert-Pal. L'on sait que ce procédé colore les gaines myéliniques en noir et seulement les gaines myéliniques ; il ne prend pas sur les faisceaux des tubes nerveux qui ont perdu leur myéline ; il permet donc de topographier aisément les taches de démyélinisation que l'on rencontre dans toute sclérose un peu ancienne de la moelle ou du cerveau.

Nous étudierons de bas en haut les cordons postérieurs et leurs différents faisceaux, les cordons latéraux, enfin la substance grise.

Cordons postérieurs. — Dans toute la hauteur de la moelle jusqu'au bulbe les cordons postérieurs sont démyélinisés et cette démyélinisation varie suivant le segment médullaire examiné.

Région sacrée. — Au niveau de la région sacrée moyenne (émergence de la 3e racine sacrée) la démyélinisation (ou décoloration d'après le procédé de Weigert) est prédominante dans les zones dites radiculaires, sans affecter aucune systématisation bien nette ; ainsi la zone de Lissauer est prise comme la zone cornu-radiculaire ou la zone des bandelettes externes de Pierret ; d'ailleurs il s'agit d'une démyélinisation incomplète car l'on rencontre en assez grand nombre dans tous les points décolorés des tubes noirs plus ou moins tassés, mais à gaine myélinique ordinairement rétréci, parfois très mince. Le réticulum myélinique des cornes postérieures adjacentes est également très pauvre ; notons surtout la disparition des fibres sensitivo-réflexes de Kölliker et la diminution du réseau dit plexiforme qui s'enfonce dans la concavité de la substance gélatineuse de Rolando. Si nous examinons les autres portions du cordon postérieur et en particulier les fibres placées tout contre le septum médian, nous notons leur conservation relative. Elles présentent seulement un très léger degré de décoloration. De même les fibres cornu-commissurales, placées dans la portion antérieure ou ventrale du cordon, sont tassées et forment une zone noire située dans l'angle de la corne. Nous pouvons conclure de cet examen topographique des cordons postérieurs, au niveau de la région sacrée que les zones dites radiculaires ou exogènes sont bien plus atteintes que les zones des fibres endogènes ou commissurales courtes.

Région lombaire. — La démyélinisation du cordon postérieur existe au niveau du renflement lombaire : elle présente dans toute l'étendue des zones radiculaires, la même intensité et la même diffusion signalées pour la région sacrée. Il est également impossible de dire si une zone est vraiment plus atteinte, mais les fibres médianes qui constituent à ce niveau le centre ovale de Flechsig sont très décolorées ; on peut même affirmer que leur démyélinisation égale celle des zones radiculaires. Par contre la zone cornu-commissurale est à peu près intacte. Le réticulum myélinique de la substance grise de la corne postérieure est appauvri comme pour la région sacrée.

Région dorsale. — Plus haut (moelle dorsale supérieure), la décoloration des cordons postérieurs est au maximum. Ainsi, toute la région constituée par les fibres longues lombo-sacrées et située contre le septum médian, est à peu près vide de gaines noires.

En dehors d'elle, au niveau des zones radiculaires dorsales proprement dites, on rencontre sans doute un nombre plus considérable de fibres conservées, mais la démyélinisation n'en reste pas moins très marquée et supérieure à celle constatée plus bas (région lombaire et sacrée). Le réticulum myélinique des colonnes de Clarke à ce niveau est peu abondant, sans avoir complètement disparu.

Enfin, notons que la virgule de Schultze (faisceau des fibres endogènes descendantes de la moelle dorsale) n'existe pas à l'état de faisceau compact, de même les fibres cornu-commissurales paraissent plus prises qu'au niveau de la moelle lombaire.

Région cervicale. — Au renflement cervical (sixième racine), le faisceau de Goll est à peu près totalement décoloré.

La partie plus externe du cordon postérieur (ancien cordon de Burdach) est aussi démyélinisée, mais elle l'est moins que pour la moelle dorsale.

Région bulbaire. — Au bulbe, les faisceaux de tubes nerveux qui entourent le noyau grêle et le noyau cunéiforme, sont fortement décolorés, au prorata de la décoloration des régions médullaires où ces fibres ont pris naissance. Ainsi, les faisceaux du noyau grêle sont plus décolorés que ceux du noyau cunéiforme.

Or, nous avons vu que justement le cordon de Goll dans lequel ces faisceaux sont situés, quand on les examine au-dessous du bulbe, était pris au maximum.

Il nous reste, pour achever la topographie des lésions des cordons postérieurs aux principaux étages de la moelle, à parler de l'état des racines postérieures. Dans notre cas, ces racines postérieures sont démyélinisées partout, régions lombaire, sacrée, dorsale ou cervicale.

Leur démyélinisation est proportionnelle à celle des cordons postérieurs adjacents. Ainsi elle est maxima à la région lombaire ou dorsale pour décroître à la région cervicale.

Or, nous avons vu que la démyélinisation des cordons postérieurs suivaient la même ordonnance.

Cordons latéraux. — Ils sont également pris dans toute la hauteur de la moelle, mais nous pouvons dire dès maintenant que leur démyélinisation est moins accusée que celle des cordons postérieurs; de plus, elle se limite au faisceau pyramidal et au faisceau cérébelleux direct au moins pour les segments médullaires examinés.

Dès la région sacrée le faisceau pyramidal croisé est pris. A ce niveau, on constate très aisément une zone de décoloration de forme triangulaire située à la partie la plus reculée du cordon latéral; la base du triangle atteint la périphérie même de la moelle, le sommet s'arrête à une petite distance de la corne postérieure.

Le bord postérieur n'atteint pas non plus la corne et le bord antérieur se perd dans le restant du cordon latéral. La démyélinisation est loin d'être totale.

Plus haut (région lombaire, dorsale supérieure et cervicale), le faisceau pyramidal croisé présente la même décoloration diffuse.

Notons, enfin, que dès la région dorsale supérieure le faisceau pyramidal direct est décoloré comme le faisceau pyramidal croisé, cette prise du faisceau direct existe également au niveau du renflement cervical. Le fait nous paraît intéressant à souligner parce qu'il démontre que les fibres pyramidales vraies sont bien prises dans notre cas et qu'il ne s'agit pas de simples fibres de cordons qui emprunteraient la voie du faisceau pyramidal.

Le faisceau cérébelleux direct est atteint dès la région lombaire supérieure, on trouve à ce niveau une bande de décoloration qui borde la périphérie de la moelle, depuis le bord externe de la corne, jusqu'à un plan passant un peu en avant du faisceau pyramidal.

Cette bande décolorée se retrouve plus haut (région dorsale supérieure et cervicale), elle nous a toujours paru occuper exactement le siège du faisceau cérébelleux direct, tel qu'il a été topographié par Flechsig en 1876. Au bulbe, le faisceau cérébelleux direct est encore pris en avant de la corne postérieure et de la racine descendante du trijumeau, sur les parties latérales du bulbe inférieur.

Nous ne l'avons pas suivi plus haut.

2° *L'étude du processus histologique* a été faite sur des coupes colorées par le picro-carmin et l'hématoxyline. Au niveau des faisceaux blancs, les tubes nerveux disparus sont remplacés par un tissu de sclérose conjonctivo-névroglique assez dense ; par endroits, le tissu se dispose sous formes de tourbillons péri-vasculaires, qui existent surtout à la région dorsale, dans le faisceau pyramidal comme dans les cordons postérieurs.

Les vaisseaux sont peu altérés : à peine présentent-ils un léger degré de péri-artérite avec rétrécissement concentrique de leur calibre.

L'hématoxyline ne nous a révélé nulle part aucune prolifération nucléaire interstitielle vraiment importante à noter. Notons aussi que les méninges molles postérieures sont le siège dans toute la hauteur de la moelle, surtout dorsale, d'un épaississement conjonctif assez dense. L'étude de la substance grise des cornes postérieures et de la base des cornes antérieures nous a montré une diminution considérable en nombre et en volume des cellules nerveuses normalement existantes dans ces régions ; les colonnes de Clarke qui ont été examinées seulement à la région lombaire et dorsale supérieure présentant la même lésion. Par contre, les cellules motrices des cornes antérieures étaient bien développées, nombreuses, et contrastaient singulièrement par leur volume et la richesse de leurs prolongements avec les cellules petites, ratatinées de la corne postérieure et de la base adjacente de la corne antérieure.

A ce dernier niveau, on remarquait un tissu conjonctivo névroglique lacunaire assez spécial.

Observation XVI

Dr Bonnus. — *Nouvelle Iconographie de la Salpêtrière*, 1898, n° 3.

Jules C..., 39 ans. Début en 1883 à 25 ans par des troubles de la motilité ; en 1884 apparaissent des douleurs fulgurantes dans les membres inférieurs, puis plus tard des douleurs en ceinture et dans les membres supérieurs.

En 1890, troubles moteurs du côté des membres supérieurs, et en 1891 troubles de la parole. Le réflexe rotulien est aboli, il n'y a pas de nystagmus, pas de troubles trophiques. Pas de pied-bot. Légère scoliose. En 1895, se montre une pneumonie séro-fibrineuse droite qui devient purulente ; il succombe le 25 février 1895 à la suite d'une vomique.

Autopsie. — Faite 28 heures après la mort.

A l'ouverture du thorax, on constate une pleurésie droite avec très gros épaississements de la plèvre ; il existe quelques rares tubercules au sommet des deux poumons. Il n'y a rien à signaler du côté des autres organes.

La scoliose, une fois le canal rachidien ouvert, est très peu marquée.

Cerveau. — Configuration extérieure et aspect normaux. Pas d'athérome. Poids : 1 200 grammes.

Cervelet. — La surface extérieure est de configuration normale ; elle présente cependant, sur la face supérieure et surtout au niveau de la grande circonférence, des granulations analogues aux granulations de Pacchioni.

Il n'y a pas d'atrophie. — Poids : 155 grammes.

Le bulbe et la protubérance paraissent normaux.

Moelle. — Les méninges paraissent saines ; une fois celles-ci incisées, la moelle apparaît grêle dans son ensemble ; mais cette gracilité est plus marquée à la région dorsale inférieure. Les racines antérieures sont normales comme volume et comme coloration. Les racines postérieures, au contraire, sont grêles et surtout nettement grisâtres, formant avec les premières un contraste très marqué.

A la coupe, on voit à l'œil nu avant tout durcissement : à la région cervicale, une teinte grise de sclérose dans les cordons postérieurs, surtout au niveau du cordon de Goll et dans les cordons antérieurs, au niveau du faisceau de Türck.

A la région dorsale, la même teinte grisâtre se montre dans les cordons postérieurs qui paraissent plus atteints.

A la région lombaire, la teinte grise translucide occupe tout le cordon postérieur d'une façon à peu près symétrique ; la zone cornu-commissurale et le centre ovale de Flechsig ont conservé leur coloration normale.

Examen histologique. — Le système nerveux central (cervelet, bulbe et moelle) a été durci et fixé par les sels de chrome et le formol. Les fragments, après inclusion à la celloïdine, ont été colorés par les méthodes ordinaires (picro-carmin, picro-carmin et hématoxyline de Weigert-Pal, procédé d'Azoulay), d'autres fragments ont été colorés par les procédés de Nissl et de Marchi. Le cône terminal est sain.

Région sacrée. — Il y a une sclérose assez marquée des cordons postérieurs ; la lésion est plus accusée au niveau des zones radiculaires postérieure et moyenne, la zone antérieure n'est pas très touchée. La zone de Lissauer est altérée.

Dans les cordons latéraux existe une légère sclérose au niveau de la région qu'occuperait le faisceau pyramidal croisé, mais la sclérose est moins accentuée que dans les régions plus élevées et l'on rencontre encore une assez grande quantité de fibres saines.

Région lombaire. — Sclérose des cordons postérieurs, symétrique, prenant la totalité des zones radiculaires postérieure et moyenne, respectant presque entièrement la zone radiculaire antérieure, surtout la zone cornu-commissurale. La zone de Lissauer est altérée. Le centre ovale de Flechsig paraît conservé. Même dans les parties les plus altérées (zones radiculaires postérieure et moyenne), il y a un semis de fibres saines. Dans les cordons latéraux, il existe une sclérose du faisceau pyramidal croisé.

Région dorsale. — La dégénérescence occupe la topographie précédente, bien que plus accusée au niveau des cordons postérieurs, où les zones radiculaires antérieure et cornu-commissurale sont sclérosées. Au contraire, la zone de Lissauer est relativement peu atteinte.

Dans les cordons latéraux, la lésion est plus diffuse : elle occupe le territoire du faisceau pyramidal croisé, celui du faisceau cérébelleux direct, mais moins marquée dans ce dernier.

Dans les cordons antérieurs, on constate une sclérose nette du faisceau pyramidal direct.

Les cellules de la corne antérieure sont normales.

Les cellules de la colonne de Clarke sont altérées ; elles sont en moins grand nombre et paraissent plus petites que sur une moelle normale. Les fibres paraissent aussi atrophiées.

Région cervicale. — Même topographie des lésions. Dans les cordons postérieurs, la zone radiculaire antérieure possède beaucoup de fibres saines. Le faisceau pyramidal direct est très altéré et la sclérose paraît se prolonger sur le territoire du faisceau de Gowers.

Bulbe. — Sclérose des noyaux de Goll et de Burdach, au niveau du collet du bulbe, au-dessus, nous n'avons rien trouvé : le bulbe est normal.

Cervelet. — Les morceaux examinés ont été pris dans les deux hémisphères et dans le vermis supérieur. En aucun point, il n'existe d'altération ; les cellules de Purkinje, en particulier, sont normales comme nombre et comme dimensions.

Méninges. — Les méninges rachidiennes sont absolument normales. Les artères extra-médullaires sont intactes, les artères intra-médullaires dans les parties sclérosées paraissent un peu épaissies, en tous cas la lésion est très peu marquée.

Racines rachidiennes. — Les racines antérieures sont normales. Les racines postérieures présentent de très grosses lésions de dégénérescence ; les fibres à myéline sont peu nombreuses ; il en existe au contraire un très grand nombre où la myéline a disparu.

Nerfs. — Les nerfs médians, sciatiques, tibial antérieur et musclo-cutanés ont été examinés. Tous présentent des lésions de dégénérescence très manifeste. Les fibres à myéline sont en très petit nombre.

Dans un nerf musculaire, le nerf du biceps crural, les fibres saines sont en plus grand nombre.

Muscles. — Des fragments des muscles biceps crural et jambier antérieur, nous ont paru normaux.

Observation XVII

Dr J. Michell Clarke. — *Britsch. med. Jour.* 1894.

I... A..., âge, 16 ans. Début à l'âge de 4 ans par des troubles de la marche, qui est ataxique. Il y a de l'incertitude des mouvements des membres supérieurs. Nystagmus. Parole troublée. Sensibilité conservée. Tous les réflexes sont normaux. Il y a une légère incurvation de la colonne vertébrale à droite dans la région dorsale, à gauche dans la région lombaire.

Le malade meurt de cachexie progressive.

Autopsie. — Trente-trois heures après la mort, corps très émacié. Poumons congestionnés, surtout aux bases et sur les bords postérieurs ; bronches remplies de mucus. Cœur flasque, distendu, les cavités droites remplies d'un sang noir. Viscères thoraciques et abdominaux normaux.

Méninges saines : pas de trace de méningite. Sinus longitudinal vide. Vaisseaux de la convexité du cerveau vides ; pas de liquide céphalo-rachidien. Surface du cerveau molle et anémiée, mais normale en apparence. De même pour les nerfs crâniens. (Il faut tenir compte de ce fait que l'autopsie n'a été pratiquée que trente-six heures après la mort.)

Sur la moitié droite du cervelet, on découvrit une tumeur ronde, bosselée, touchant d'un côté à la protubérance et de l'autre à la moelle. Les parties avoisinantes étaient refoulées par la tumeur, mais non détruites. Tumeur de consistance molle, ressemblant à la substance du cerveau et nettement séparée du tissu cérébelleux. Au microscope, elle a l'aspect d'un sarcome à petites cellules rondes. L'aqueduc de Sylvius est agrandi, le 3ᵉ ventricule et les ventricules latéraux distendus par le liquide céphalo-rachidien.

En faisant une série de coupes de la moelle allongée et de la protubérance d'avant en arrière, on constate que la plus grande largeur de la tumeur correspond à la moitié antéro-postérieure du cervelet. Cette tumeur mesure un pouce 3/4 dans son diamètre horizontal et 2 pouces 1/4 dans son diamètre vertical.

Le flocculus et le lobe cérébelleux du côté droit sont atteints et détruits par la tumeur ; la substance blanche centrale de ce côté est molle, comprimée, et en partie détruite. La partie inférieure de la protubérance est repoussée à gauche. Les fibres postérieures du pédoncule semblent moins épaissies du côté droit que du côté gauche, surtout au voisinage du bord supérieur de la protubérance.

Les coupes microscopiques montrent que, sauf dans cette région, les fibres nerveuses ont la même apparence des deux côtés. Le bulbe et la partie inférieure de la protubérance sont déformés par la pression de la tumeur. Le côté droit est légèrement ramolli, le gauche est allongé dans le sens vertical. Atrophie totale du faisceau longitudinal de fibres blanches qui suit le plancher du quatrième ventricule et du noyau de la douzième paire.

Corps restiforme normal des deux côtés ainsi que les fibres arciformes et les noyaux des nerfs bulbaires. A la partie inférieure de la moelle allongée, le noyau du faisceau cunéiforme fait défaut.

Le faisceau pyramidal est intact dans le bulbe et dans la protubérance.

Cerveau. — Substance blanche et substance grise d'aspect normal, à droite les vaisseaux sont un peu dilatés. Même intégrité de la capsule interne, des noyaux gris centraux, des zones corticales motrices; les cellules pyramidales dans ces dernières sont bien développées.

La moelle dans son ensemble semble petite. (On a tenu compte de l'âge du malade : 16 ans).

Diamètres de la moelle :

		CAS DE M. CLARKE.	MOELLE NORMALE.
Région cervicale :	moyenne. . .	11×8mm	14×9 1/2
—	inférieure. . .	9×7 1/2	11×8
Région dorsale :	moyenne. . . .	6 1/2×6	9×8 1/2
—	inférieure.. . .	7×7 1/2	9 1/2×7 1/2
Région lombaire :	supérieure. . .	7×6 1/2	9×8
—	moyenne. . .	7 1/2×7 3/4	10×9
—	inférieure. . .	7 1/2×7	9 1/2×8 1/2

Sur la moelle fraiche pas de lésions apparentes. Après durcissement dans la liqueur de Müller, on voit quelques altérations dans le cordon de Goll.

Sur des coupes obtenues par les méthodes de Weigert et de Pal. Weigert, on note les lésions suivantes. Il importe de noter d'abord que nulle part il n'y a de dégénération complète systématique; mais que celle-ci est toujours diffuse et partielle.

Racines antérieures. — Saines sur toute la hauteur.

Racines postérieures. — Fibres dégénérées en plusieurs endroits, mais toujours en petit nombre, plus nombreuses à la région cervicale moyenne. Pas de lésions à la région lombaire inférieure et à la région sacrée.

Cordons postérieurs. — Dégénération surtout marquée à la région cervicale. La lésion est surtout accentuée à la partie postérieure et au centre ; elle n'atteint pas la commissure postérieure.

On la voit également bien accusée au niveau de la jonction de la moelle dorsale avec la moelle lombaire.

Dans quelques points de la région dorsale, la lésion respecte un territoire situé de part et d'autre du sillon postérieur.

À la partie inférieure de la région lombaire, la zone dégénérée occupe seulement la partie postérieure des cordons de Goll et de Burdach et s'étend à la périphérie jusqu'à la racine postérieure.

A la région dorsale moyenne, les deux cordons sont également atteints. Aux régions lombaire et dorso-lombaire le sillon postérieur de la moelle est élargi et rempli par du tissu cicatriciel.

Le cordon Burdach est peu touché à la région cervicale moyenne, ainsi que la zone cornu-commissurale et la zone de Lissauer. On trouve dans ces cordons postérieurs un grand nombre de fibres nerveuses très petites. Au niveau de la décussation des pyramides on voit une légère dégénération.

Cordons latéraux. — A la région cervicale moyenne et inférieure, une zone mal limitée de dégénération se voit au voisinage de la corne latérale ; les fibres nerveuses y sont rares. La pie-mère est épaissie.

La dégénération est plus accusée dans les faisceaux pyramidaux croisés et aussi près de l'émergence de la corne postérieure sur le côté externe.

Le faisceau cérébelleux direct est cependant sain.

Dans nombre de coupes de la région cervicale on voit une petite zone de dégénération suivant la surface externe de la moelle, et dans la région dorsale moyenne et dorso-lombaire, la zone marginale est envahie par des prolongements de la pie-mère épaissie. Le faisceau cérébelleux direct est légèrement atteint par places dans les autres régions.

Mais, en général, malgré l'épaississement du tissu névroglique, les fibres sont encore de dimensions normales et saines.

Dans les régions dorso-lombaire et lombaire, on voit sur la périphérie de la moelle, au-devant du faisceau pyramidal croisé, une zone de dégénération diffuse ; et sur beaucoup de coupes le tissu de soutènement est épaissi, les vaisseaux dilatés.

Le faisceau pyramidal croisé est le siège de dégénérations diffuses, surtout marquées à la région lombaire ; mais jamais on n'y voit la dégénération complète et régulière. Il en est de même de la zone dégénérée qui siège à l'émergence de la corne postérieure.

A la région sacrée, on trouve encore des traces de dégénération dans le faisceau pyramidal et au-devant de la zone marginale les vaisseaux sont plus apparents que d'ordinaire.

Cordons antérieurs généralement sains, sauf à la région lombaire, où ils présentent des traces de dégénération à leur périphérie.

Dans la région lombaire, il semble que les fibres venant de la racine postérieure qui gagnent la corne postérieure sont en petit nombre.

Sur une seule coupe, les fibres qui longent la colonne de Clarke paraissent manquer. Sur toutes les autres coupes, les fibres ont leur aspect normal, ainsi que celles qui longent le bord interne de la corne postérieure et toutes les autres.

Dans le cordon latéral, on trouve un nombre considérable de fibres nerveuses de petites dimensions. Il en est ainsi dans toute la moelle en général. Les cellules des cornes antérieure et latérale, ainsi que celles de la colonne de Clarke, sont normales.

Le tissu névroglique est très abondant ; il est surtout développé dans les cordons antérieurs et latéraux. En certains points, il affecte autour des vaisseaux une disposition concentrique, particularité déjà notée par Déjerine. Les parois des vaisseaux sont épaissies en beaucoup d'endroits, surtout celle des vaisseaux pie-mériens. Quelques-uns dans la substance grise, surtout la région cervicale (sur une coupe dans la colonne de Clarke) présentent la même particularité.

Il faut ajouter que le canal épendymaire était obstrué sur toute la longueur de la moelle par des cellules.

Les coupes des nerfs (médian, cubital, sciatique, poplité et péronier) n'ont montré aucune altération.

Observation XVIII

H. Mackay. — *Brain*. Part. IV, 1898. Pathology of a case Friedreich's disease.

H... W..., homme, 26 ans. 3 malades dans la même famille, 2 sœurs et lui. Rougeole et scarlatine à 6 ans. Après ces maladies apparurent de la faiblesse dans les jambes et la démarche chancelante, à 12 ans il ne pouvait plus marcher, à 14 ans les bras furent pris, à 22 ans il a présenté le tableau clinique typique de cette affection.

Les mouvements volontaires sont limités aux mouvements les plus insignifiants. Les réflexes profonds et superficiels sont abolis, sauf les réflexes pupillaires à la lumière et à l'accommodation. La sensibilité est intacte. Les organes des sens sont tout à fait sains. Nystagmus latéral et tics des muscles de la face. La parole est embarrassée et explosive.

L'intelligence est normale. Pas de troubles vésicaux et rectaux. Scoliose. A 30 ans, en l'hiver 1897, rougeole suivie de mort.

Autopsie. — *Méninges.* — Normales.

Cerveau. — Pas de lésions macroscopiques.

Cervelet. — Bien développé, de volume moyen. Les mensurations sur les trois plans principaux donnent : 11 centimètres, 8 centimètres, 5^{cm},3 et 4 centimètres entre les deux vermis. Les chiffres donnés par Schultze en moyenne sont 15^{cm},5 à 12^{cm},5, 5^{cm},25 à 7^{cm},5, 3 centimètres à 4 centimètres.

Bulbe. — Notablement plus petit que la normale. Les nerfs

vague et hypoglosse et autres nerfs crâniens apparaissent normaux.

Moelle. — Le sac dural est trop grand et le liquide rachidien très considérable, d'apparence normale. La dure-mère est épaissie, la pie-mère est normale. La moelle est très diminuée de volume.

Sur une coupe, la colonne postérieure se montre parfois grise et translucide, même apparence des cordons latéraux. Les racines postérieures sont plus petites que normalement, les antérieures sont normales.

Examen histologique. — *Moelle.* — Région lombaire inférieure (L. V et IV).

Colonne postérieure. — Sclérose bien marquée, surtout dans la partie postérieure de la colonne. Au niveau de la 5e lombaire, cette sclérose s'étend sur le tiers postérieur de la colonne. Le tiers antérieur le plus rapproché de la commissure montre un grand nombre de fibres intactes, quelques-unes étant gonflées et dégénérées. Le tiers moyen de la colonne montre la transition entre les deux ordres de lésions.

Dans le tiers postérieur, on ne peut voir que peu de fibres colorées, disséminées et séparées par de grands intervalles à travers les zones sclérosées. Une zone de fibres comparativement bien conservées se trouve le long du côté médian de chaque côté de la corne postérieure, séparant la portion sclérosée de la substance grise. Celle-ci, qui se continue avec les fibres intactes placées tout juste sur le dos de la commissure, représente évidemment le tractus cornu-commissural de Marie.

Parmi les fibres postérieures radiculaires, celles qui pénètrent dans la substance gélatineuse (groupe moyen de Lenhossek), celles qui entrent dans le faisceau de Burdach, groupe interne, et celles qui entrent dans la zone moyenne interne de Lissauer, sont toutes le siège d'une dégénération intense.

La zone sclérosée comprend le tractus septo-marginal de Bruce et Muir, le centre ovale de Flechsig ; dans chacun de ces tractus, il n'y a pas de fibres saines.

Au niveau de la 4e lombaire, les fibres teintées en foncé n'occupeut que le quart antérieur de la colonne postérieure ; les trois quarts restant sont dégénérés, surtout dans la portion postérieure. Auprès du centre de la colonne postérieure, cependant, apparaît un petit tractus linéaire de fibres bien conservées, bordant le sillon postérieur. Ce tractus n'a pas la forme du centre ovale de Flechsig et correspond probablement à une portion du tractus septo-marginal de Bruce.

Cordons latéraux. — Au niveau de L. V., il y a, à un faible grossissement, un éclaircissement de la myéline dans une surface triangulaire occupant la partie postérieure de la colonne, mais séparée de la corne postérieure par les fibres intactes du faisceau limitant latéral profond. Au niveau de L. IV, la dégénération est plus accusée et correspond à la place du faisceau pyramidal croisé.

Colonne antérieure. — Normale.

Substance grise. — *Corne postérieure.* — Dégénération étendue à la fois des fibres verticales et transversales dans la tête de la corne.

Il n'y a plus de cellules nerveuses saines, tandis que les larges cellules de la substance grise intermédiaire situées à côté sont bien conservées.

Le réticulum de fibres fines médullaires dans la substance de la corne est à peu près conservé, mais non pas complètement.

Corne antérieure. — Les larges cellules motrices avec leurs prolongements et le plexus fibrillaire sont intacts.

Le canal central est fermé par une masse de petites cellules rondes dont le noyau se teint fortement. Il n'y a plus trace de l'épithélium épendymaire normal.

Les racines postérieures étaient très sclérosées.

Région lombaire supérieure et région dorsale la plus inférieure. — *Colonne post.* — A ce niveau le sillon médian post. devient reconnaissable pour la première fois. Goll et Burdach ne se différencient pas l'un de l'autre. L'étendue du tissu médullaire qui se laisse colorer dans la colonne post. est maintenant limitée au tractus des fibres cornu-commissurales qui occupe le sommet de la colonne postérieure, cette étendue contient cependant un nombre considérable de fibres dégénérées.

Colonne latérale. — La dégénération du P. C. est maintenant bien marquée et occupe un triangle dans la base postérieure, séparé de la corne post. par l'épaisse couche du faisceau limitant latéral en dedans, ce triangle s'étend de la périphérie jusqu'à peu près le milieu de la corne postérieure, son sommet atteint en avant le niveau de la commissure post.

Colonne ant. — Normale.

Corne post. — A la base de la corne post. on peut trouver avec difficulté 2 ou 3 cellules ratatinées, il y a un maigre plexus de fibres bien myélinisées en avant de la substance spongieuse. Les trabécules de cette dernière sont épaissies et l'on y voit de nombreuses et grandes cellules de Deiters.

Les fibres verticales aussi bien que les fibres radiculaires qui pénètrent dans la corne sont dégénérées.

Corne ant. — D'apparence normale.

Colonne de Clarke. — Elle se montre de chaque côté comme un disque blanc faiblement marqué. Sa moitié post. est sclérosée. A son pôle ant. de chaque côté on voit un maigre plexus de fibres fines et quelques cellules ratatinées.

Région dorsale inférieure. D. X. — *Colonne post.* — Goll ne se différencie pas de Burdach, la surface entière de la colonne post. est occupée par la teinte blanc grisâtre de la sclérose.

Quelques fibres colorées occupent encore le sommet et les bords latéraux de la colonne, au niveau occupé auparavant par le tractus cornu-commissural.

Colonne lat. — La sclérose latérale s'étend maintenant en avant le long de la périphérie de la colonne, cette augmentation correspond probablement à la surface du faisceau cérébelleux direct. Cette dégénérescence marginale s'étend en avant jusqu'à un niveau correspondant au tiers du circuit périphérique qui s'étend de la racine post. au sillon médian ant. La portion ant. du tractus dégénéré est beaucoup moins atteinte que la postérieure.

Colonne ant. — Quelques tubes nerveux disparaissent, d'autres se gonflent et entrent en désintégration. Le tissu interstitiel augmente dans les parties antérieures de la colonne de Türck de chaque côté sur les bords du sillon médian ant.

Corne post. — Id. comme dans la région lombaire.

Corne ant. — Il semble y avoir une diminution en nombre et en volume du groupe interne des cellules motrices.

La colonne de Clarke est complètement sclérosée tant fibres que cellules.

Région dorsale moyenne D^VII à D^IV. — *Colonne post.* — L'étroite bande de tissu médullaire limitant la commissure et les cornes post. montre une diminution progressive des fibres saines.

Colonne lat. — La dégénération de cette colonne atteint son maximum dans les environs de D^v et occupe à ce niveau un triangle allongé dans le sens antéro-post., triangle dont la base couvre plutôt plus de la moitié de la largeur de la colonne latérale tandis que le sommet atteint le niveau de la partie ant. des cornes ant.

La couche limitante latérale est encore intacte.

Colonne ant. — La sclérose de l'angle du faisceau de Türck est bien marquée.

Corne post. — Elle semble ratatinée. Même état que ci-dessus.

Corne ant. — Pas de changement.

Colonne de Clarke. — Sclérosée.

Région dorsale supérieure D^3 à D^1. — *Colonne post.* — La sclérose y atteint son maximum.

Colonne lat. — L'extrémité périphérique ant. de l'aire sclérosée ne s'étend pas autant en avant qu'auparavant.

Colonne ant. — Sclérose bien marquée et symétrique dans le tiers ant. de la colonne de Türck.

Dans la région dorsale sup. D^1 apparaît pour la première fois la différenciation entre Goll et Burdach. En plus à partir de ce niveau apparaît un nombre qui va constamment en augmentant de fibres saines dans la région postéro-externe des colonnes de Burdach.

Région cervicale inférieure C^8 et C^7. — *Colonne post.* — L'augmentation de fibres saines dans la colonne de Burdach s'étend maintenant à la totalité de ce faisceau et sert à la distinguer de la colonne de Goll.

L'augmentation de fibres saines apparait également dans le tractus de Lissauer qui, quoique bien dégénéré, contient encore plus de fibres nettement colorées que précédemment.

La colonne de Goll demeure sclérosée jusqu'à la commissure post. et se réduit à une mince bande de chaque côté de la fissure post.

Colonne lat. — Situation et degré de la sclérose comme précédemment.

Colonne ant. — Sclérose bien marquée et symétrique du faisceau de Türck.

Le reste des fibres fondamentales est normal.

Corne post. — Atrophiée et ratatinée. Quelques cellules nerveuses dans chaque corne, mais au-dessous de la taille normale.

Les cellules névrogliques sont nombreuses et fortement colorées. Les fibres conservées à cylindre-axe bien marqué semblent cependant plus nombreuses que précédemment.

Corne ant. — Le groupe interne de cellules est diminué en nombre et en taille. Le reste du groupe contient des cellules et des prolongements bien développés.

Milieu du renflement cervical C^{VI} à C^{V}. — *Colonne post.* — Comme précédemment. Le faisceau de Burdach continue à recevoir un nombre croissant de fibres saines et aussi quelques fibres dégénérées.

Les fibres saines sont réunies pour la plupart dans la partie postéro-externe du tractus adjacent aux racines postérieures et dans le tractus de Lissauer. Le cordon de Goll contient aussi plus de fibres myélinées qu'au niveau inférieur.

Colonne latérale. — L'aire sclérosée garde sa position précédente. L'extrémité antérieure s'étend plus en avant du côté gauche que du côté droit.

Colonne ant. — Comme précédemment. Le faisceau pyramidal direct de chaque côté est sclérosé symétriquement. Il y a probablement une légère augmentation de la névroglie dans les fibres fondamentales antérieures.

Corne post. — Comme précédemment.

Corne ant. — Asymétrie. La droite est plus large que la gauche.

Région cervicale supérieure C^{IV} à C^{III}. — *Colonne post.* — Sclérose complète du cordon de Goll. Le faisceau de Burdach dans son triangle postéro-externe et le tractus de Lissauer contiennent bon nombre de tubes myélinés et certains de ces tubes renferment des cylindres-axes sains.

Colonne latérale. — L'aire dégénérée est plus petite que précédemment. La dégénérescence complète est limitée à une surface petite et ovale qui n'atteint pas la périphérie et dont la limite antérieure ne dépasse pas le niveau de la commissure postérieure. Le tractus cérébelleux direct cependant contient encore beaucoup de fibres dégénérées.

Colonne antérieure. — Faisceau de Türck encore sclérosé.

Corne postérieure. — Encore dégénérée et ratatinée.

Corne antérieure. — La droite est toujours plus large que la gauche. Les deux contiennent des cellules ratatinées dans leur portion antérieure. Les groupes latéraux de cellules de chaque côté sont larges et bien développés.

Bulbe. — La hauteur contenant l'entre-croisement des pyramides a été perdue.

a. Entre la décussation pyramidale et la limite inférieure des olives.

Les fibres longitudinales à ce niveau comprennent les faisceaux de Goll et de Burdach, les faisceaux pyramidaux et latéraux, et deux étroites bandes situées de chaque côté de la ligne médiane dorsalement par rapport aux pyramides antérieures représentant les fibres de la couche interolivaire filett. Ce sont ces dernières fibres ainsi que les fi[illegible] aux avoisinants des fibres antéro-latérales qui seules parmi to[illegible]es faisceaux longitudinaux présentent des fibres saines group[illegible]s en faisceaux.

Le faisceau de Goll est à peu près complètement sclérosé. Le faisceau de Burdach mieux conservé que le précédent montre une légère bande de fibres teintes le long de la marge qui longe la substance grise centrale. Dans la colonne latérale éclaircissement général de la couleur et dans la région du faisceau cérébelleux direct sclérose complète. Le tractus de Gowers montre des signes de dégénération plus accentuée qu'à la moelle.

Dans les pyramides faiblesse générale de la coloration médullaire ; et dans les faisceaux pyramidaux croisés et directs il y a de nombreuses fibres dégénérées. Dans la substance grise le noyau de Goll fait pratiquement défaut, le noyau cunéiforme est aussi peu développé.

La tête de la corne postérieure se renflant en tubercule de Rolando, semble guérir de son atrophie primitive et montre une tête de substance grise bien développée et de nombreuses cellules petites, nucléées. Le canal central semble normal.

Probablement à cause de la sclérose des noyaux de Goll et du faible développement du noyau de Burdach, les fibres passant de ces noyaux à la décussation sont moins nombreuses et moins serrées que sur le bulbe normal. Quelques faisceaux de fibres arciformes bien teintés viennent du voisinage de la corne postérieure et occupent la partie la plus externe des fibres arciformes internes.

b. Niveau inférieur de l'olive.

Les fibres saines du filett se montrent maintenant comme la couche interolivaire bien colorées. Dorsalement l'aire médiane de la formation réticulaire est occupée par les fibres bien colorées, qui suivant Ferrier viennent de la zone radiculaire antérieure de la moelle. L'aire latérale de la formation réticulaire est moins bien conservée. Vers la zone dorsale de la colonne latérale arrive un nombre considérable de fibres saines coupées en travers et celles-ci sont évidemment en relation avec les faisceaux bien colorés de fibres arciformes internes que l'on voit se diriger vers la région des corps restiformes venant des olives et du filett.

Le noyau de Goll fait encore défaut ainsi que le noyau de la colonne postéro-interne.

Des traces de substance grise avec quelques cellules rondes se voient à sa place.

Le noyau de Burdach est bien développé et contient de nombreuses cellules.

Les olives bien développées et les nombreuses fibres venant d'elles montrent la couleur noire de la myéline normale.

La substance grise centrale et la bandelette longitudinale postérieure semblent normales.

Les pyramides sont diminuées de volume et contiennent beaucoup de fibres dégénérées.

c. Au-dessus de l'olive (au niveau du calamus scriptorius).

Le trait caractéristique à ce niveau et plus haut est l'accroissement du nombre des fibres saines du corps restiforme de chaque côté accroissement qui se fait par l'arrivée continuelle des fibres arciformes, venant des olives.

Il y a encore une petite aire de sclérose au niveau occupé par les fibres du cérébelleux direct.

Les pyramides sont encore de plus petite taille qu'à l'ordinaire mais moins de signes de dégénération.

Les noyaux crâniens XII et X semblent normaux.

Les fibres du filett et du faisceau longitudinal postérieur sont bien colorées et saines.

A partir de ce niveau, le bulbe et la protubérance ne présentent pas de changement morbide.

Cervelet — Structure normale.

OBSERVATIONS DOUTEUSES

Observation I

Kahler et Pick. *Archiv. für Psychiatrie*, Bd. VIII, s. 251.

Durée. — Strasik Josepha, 7 ans. Morte à 23 ans. Maladie mitrale et probablement tuberculose.

Moelle. — Petite.

Membranes. — Adhérence de la dure-mère et de la pie-mère.

Cordons postérieurs. — Dégénération sur toute leur hauteur sauf une mince bande le long de la substance grise.

Cordons latéraux. — Les parties postérieures sont dégénérées à la périphérie. Le faisceau limitant latéral est sain à la partie inférieure. Le faisceau cérébelleux direct est dégénéré.

Cordons antérieurs. — Dégénérés du côté droit à la région dorsale. Le côté gauche est sain (les auteurs supposent qu'il y avait une anomalie dans la décussation).

Cornes antérieures et postérieures. — Rien d'anormal si ce n'est que leur développement est relativement faible.

Racines spinales. — Antérieures normales. Postérieures sclérosées.

Bulbe. — Normal.

Cerveau. — Normal.

Cervelet. — Normal.

Observation II

Brousse. — De l'ataxie héréditaire. *Thèse*, Montpellier, 1882.

Durée. — Marie R... Durée, 8 ans. Morte à 32 de phtisie.

Moelle. — Aucune mention de l'aspect.

Cordons postérieurs. — Sclérosés. La sclérose est plus marquée à la région lombaire, moins à la région dorsale.

Cordons latéraux. — La partie postérieure est sclérosée, mais pas jusqu'à la périphérie. La sclérose est plus marquée à la région cervicale qu'à la région lombaire.

Cordons antérieurs. — Le faisceau de Türck n'est pas touché, mais il y a de la sclérose autour de la tête des cornes antérieures, surtout à gauche.

Cornes antérieures. — Touchées dans la région cervicale.

Canal épendymaire. — Inflammé. La lumière est diminuée par une collection de petites cellules embryonnaires. Complète obstruction à la région lombaire.

Bulbe. — Légère sclérose dans les pyramides postérieures.

Cerveau. — Normal.

Cervelet. — Normal.

Observation III

Everett Smith. — *Boston Medical and Surgical Journal.* Octobre 1885.

Clara S...

Moelle. — Asymétrique et petite.

Méninges. — Injectées et adhérentes à l'os.

Cordons postérieurs. — Sclérosés, à l'exception d'une petite étendue située dorsalement par rapport à la commissure postérieure.

Cordons latéraux. — Sclérose du faisceau pyramidal croisé.

Cordons antérieurs. — Sclérose du faisceau pyramidal direct bordant le sillon médian antérieur mais cette sclérose est moins intense que dans les cordons postérieurs.

Cornes antérieures et postérieures. — Les cellules nerveuses sont moins nombreuses qu'à l'état normal et très altérées.

Colonnes de Clarke. — Pas de mention.

Racines spinales. — Sclérosées.

Remarque. — Smith pense que la maladie est due à un arrêt de développement de quelques fibres et cellules de la moelle.

Observation IV

Erlicki et Rybalkin. — *Archiv. für Psychiatrie und Nervenkrank*, t. XVII.

Durée. — Fille, 18 ans. Durée 20 mois. Morte de tuberculose.

Membranes. — Adhérence de la dure-mère et de la pie-mère spinales.

Cordons postérieurs. — Dégénérés.

Cordons latéraux. — Dégénération moins prononcée du faisceau pyramidal croisé.

Racines postérieures. — Presque disparues.

Observation V

Auscher : *Archives de Physiologie*, 1893.

Durée. — X. X. Femme. Durée 4 ans et demi.

Morte à 22 ans de tuberculose pulmonaire.

Moelle. — Petite.

Membranes. — Normales.

Cordons postérieurs. — Sclérosés. Zone de Lissauer intacte.

Cordons latéraux. — Non touchés.

Cordons antérieurs. — Non touchés.

Cornes postérieures. — Atrophiées.

Colonnes de Clarke. — Atrophie des fibres et diminution des cellules.

Racines postérieures. — Fibres grêles plus nombreuses qu'à l'état normal.

Racines antérieures. — Normales.

Canal central. — Rempli d'une masse de cellules épithéliales.

Cervelet. — Petit, mais sans altérations.

Cerveau. — Petit.

BIBLIOGRAPHIE

N. FRIEDREICH. — Communication au *Congrès des méd. et natur allemands réunis à Spire*, 1861.

MARIUS CARRÉ. — De l'ataxie locomotrice progressive. *Thèse*, Paris, 1862.

N. FRIEDREICH. — *Virchow's Archiv*, t. XXVI et XXVII, 1863.

— *Virchow's Archiv*, Bs. 68, p. 145; Bs. 70, p. 40, 1876-77.

— *Arch. für Psychiatrie*, 1876, t. VII, p. 235.

KAHLER et PICK. — *Arch. für Psychiatrie*, 1878, Bs. VIII, p. 251.

F. SCHULTZE. — *Virchow's Archiv*, 1880, B. 79, p. 132.

VULPIAN. — Maladies du système nerveux, t. I, p. 245, 1879; t. II, p. 226-239, 1886.

BROUSSE. — De l'ataxie héréditaire. *Thèse*, Montpellier, 1882.

EVERETT SMITH. — A contribution to the pathology of Friedreich's Ataxia. *Boston med. and Surgery Journal*, 1885.

NEWTON PITT. — *Guy's Hospital Reports*, 1887.

RÜTIMEYER. — *Virchow's Archiv*, 1883, Bd. 91, p. 111.

F. SCHULTZE. — *Neur. Centralblatt*, 1883, n° 13, p. 290.

FÉRÉ. — Maladie de Friedreich. *Progrès médical*, 1882.

CHARCOT. — *Progrès médical*, 1884.

JACCOUD. — Traité de pathologie, 1884.

LONGUET. — *Union médicale*, 1884, t. I, 18 mai.

J. Teissier. — Communication à la *Société de méd. de Lyon. Lyon médical*, 1884.

Musso. — Sulla malattia del Friedreich, *Rev. clin. di Bologna*, 1884 (865-902).

Botkin. — Med. Obozr. Mosk., 1885, p. 32-38.

Ormerod. — *Med. and Chir. transact.*, vol. 68, p. 147, 1885. *Brain*, vol. VII.

R. Vizzioli. — La malattia di Friedreich. *Giornale di Neuropatologia*, 1885, fasc. 1, 2, 3, 4.

Erlicki et Rybalkin. — *Arch. für Psychiatrie*, 1887, Bd. 17, p. 709.

Charcot. — *Progrès médical*, 1887, n° 23, p. 453.
— *Gazette des hôp.*, 1887, n° 52, p. 413.
— *Leçons du Mardi*, 1887-88, 12e leçon, p. 175 et 238.

Rütimeyer. — Ueber hereditare Ataxie Ein Beitrag zur den primaren combinirten. Systemer Krankungen des Ruckenmarks. *Virchow's Archiv*, 1887, Bd. 110, p. 215.

F. Mendel. — *Berlin. klin. Wochensch.*, 1887, p. 771.

Cuche. — Étude sur la maladie de Friedreich. *Thèse*, Lyon, 1887.

Déjerine. — L'hérédité dans les maladies du système nerveux. *Thèse d'agrégation*, Paris, 1886.

Raymond. — *Diction. encyclop. des Sciences médicales*, art. Tabes, t. XV, 1885.

Ormerod. — *Brain*, 1888, p. 461.

Rütimeyer. — *Correspondantzblatt für Schweizer Aerzte*, 1888, n° 8, p. 252.

Everett Smith. — *Boston med. and Surg. Journal*, 1888.

J. Michell Clarke. — *The Lancet*, 1889, p. 570.

Ladame. — *Revue méd. de la Suisse romande*, 1889.

Letulle et Vaquez. — *C. R. de la Société de biol.*, 1890, séance du 22 février.

Déjerine. — *C. R. de la Société de biol.*, 1890, séance du 22 février.

Blocq et Marinesco. — *C. R. de la Société de biol.*, 1890, séance du 1er mars.

Déjerine et Letulle. — *C. R. de la Société de biol.*, 1890, séance du 8 mars.

Déjerine. — *C. R. de la Société de biol.*, 1890, séance du 7 juin.

Auscher. — *C. R. de la Société de biol.*, séance du 26 juillet 1890.

Achard. — *Bulletin de la Société anatomique*, 1890.

Blocq et Marinesco. — Sur l'anatomie pathologique de la maladie de Friedreich. *Archives de neurologie*, 1890, p. 118 et 331.

Menzel. — *Arch. für Psych. und Nervenk.*, 1891, p. 160.

Nonne. *Id.* p. 283.

Klippel et Durante. — Contribution à l'étude des affections nerveuses familiales et héréditaires. *Revue de médecine*, octobre 1892.

C. Weigert. — Zur Pathologischen Anatomie des Neurogliafasergerüts. *Centralbl. für Allgm. Path.*, 1890, p. 729.

Soca. — Étude clinique sur la maladie de Friedreich. *Thèse*, Paris, 1889.

Sanger Brown. — Brain, 1892, p. 250-282.

Oulmont et Ramond. — Maladie de Friedreich et hérédo-ataxie cérébelleuse. *Mercredi médical*, 1895.

P. Marie. — Sur l'hérédo-ataxie cérébelleuse. *Semaine méd.*, 1893, n° 56.

— Maladie de Friedreich. Leçons sur les maladies de la moelle, 1892.

— Maladie de Friedreich. Traité de médecine, 1894.

Auscher. — Sur un cas de maladie de Friedreich avec autopsie. *Arch. de Phys. norm. et Path.*, avril 1893, p. 340.

Bramwell. — *Atlas*, vol. I, p. 28, 1891-92.

Guizetti. — Le alterazione dei nervi periferici e dei ganglii spinali in un caso di malattia di Friedreich loro rapporto con le alterazioni delle radici spinali posteriori. *Riforma medica*, 1893.

— Contributio all' anatomia patologia della malattia di Friedreich. *Il Policlinico*, 1894, p. 438.

Giordano Mirto. — Atassia di Friedreich et atassia vulgare. *Giornale dell' Ass. dei medici et naturalisti*. Napoli, 1893.

CHAUFFARD. — Maladie de Friedreich avec attitudes athetoïdes. *Semaine médicale*, 1893.

LONDE et LAGRANGE. — Maladie de Friedreich avec attitudes athétoïdes. *Annales de médecine*, 1895.

GRASSET et RAUZIER. — Maladie de Friedreich. Traité pratique des maladies du système nerveux, 1894.

RIBEL. — Contribution à l'étude de la maladie de Friedreich. *Thèse*, Paris, 1894.

H. SENATOR. — Ueber hereditäre Ataxie (Friedreichsche Krankheit). *Berlin. Klinisch. Wochenschrift*, vol. XXX, p. 489, 1893.

FR. SCHULTZE. — Ueber die Friedreich'sche Krankheit und ähnliche Krankheitsformen. *Deutsche Zeitschr. f. Nervenheilk*, vol. V, 1894.

H. SENATOR. — Second article, *Berl. Klin. Woch.*, vol. XXXI, 1894.

FR. SCHULTZE. — Eröterung auf den zweiten Artikel ven Senator über hereditäre Ataxie. *Berl. Klin. Woch.*, 1894.

L. EDINGER. — Friedreich'sche Krankheit. Real Encyclopeadie der Gesammten Heilk, 3e édition.

KRAFT-EBING. — Sur la maladie de Friedreich. *Allgm. Wien med. Zeitung*, n° 14, 1894.

MICHELL CLARKE. — *Britsch, med. Journ.*, 1894.

RAYMOND. — Maladies du système nerveux. Scléroses systématiques de la moelle, 1894.

BURR. — A Contribution to the pathology of Friedreich's Ataxia. *University medical Magazine*. Philadelphia, 1894.

COLLINS. — A Contribution to the study of hereditary cerebellar and hereditary spinal ataxia. *New-York med. Rec.*, 21 déc. 1895.

LONDE. — De l'hérédo-ataxie cérébelleuse. *Thèse*, Paris, 1895.

MACKENSIE. — Friedreich's disease. *Med. Annual.*, 1895.

BRISSAUD. — Maladie de Friedreich. Leçons sur les maladies nerveuses, 1895.

KÖNIG. — Cerebrale Diplegie der Kinder Friedreich'sche Krankheit und multiple Sclerose. *Berl. Klin. Woch.*, XXXII, p. 716, 1895.

Leyden et Goldscheider. — *Erkrankungen des Rückenmarkes.* Wien., 1895-96.

Tedeschi. — Die Friedreich'sche Krankheit. *Beiträge zur Path. Anat. und Allgmni. Path.* Iena Hft., vol. XX, 1896.

Dana. — A Case of Friedreich'us Ataxia with autopsy. *Postgraduate.* New-York, vol. XI, p. 328, 1896.

Ormerod. — On Friedreich's Ataxia. *Clin. Journ. London*, vol. VIII, p. 118, 1896-97.

Raymond. — Leçons cliniques, 3e série, 1896-97.

— Tabes juvénile et tabes héréditaire. *Progr. médic.*, 1897, nos 32 et 33.

Simon et Philippe. — Un cas de maladie de Friedreich avec autopsie et examen histologique. *Progrès médical*, 1897.

Bonnus. — Contribution à l'étude de la maladie de Friedreich à début tardif. *Thèse*, Paris, 1898.

Moussus. — Maladie de Friedreich. Traité des maladies de l'enfance de Grancher, 1898.

H. Mackay. — Pathology of a case of Friedreich's disease. *Brain*, Part. IV, 1898.

TABLE DES MATIÈRES

CHARTRES. — IMPRIMERIE DURAND, RUE FULBERT.

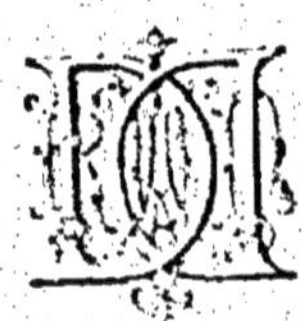

CHARTRES. — IMPRIMERIE DURAND, RUE FULBERT.

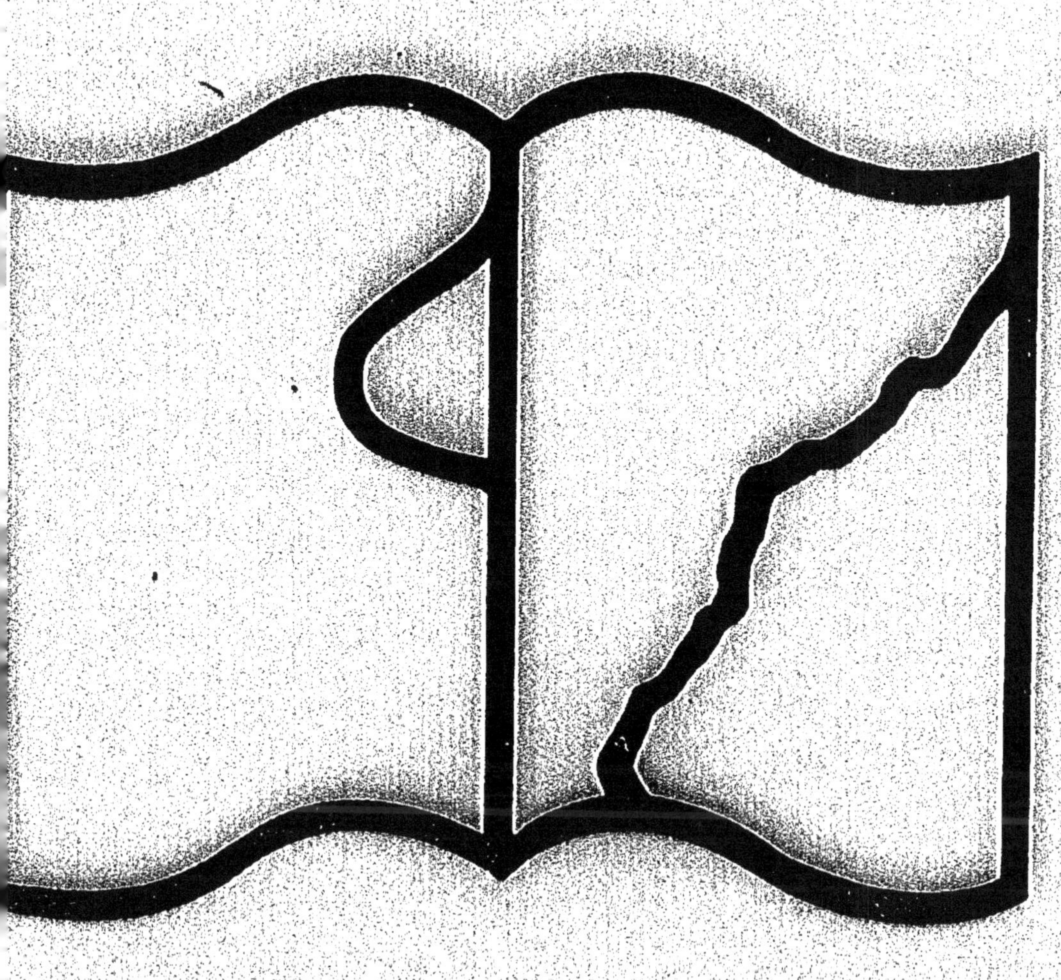

Texte détérioré — reliure défectueuse

NF Z 43-120-11

www.ingramcontent.com/pod-product-compliance
Ingram Content Group UK Ltd.
Pitfield, Milton Keynes, MK11 3LW, UK
UKHW020334230726
13925UKWH00002B/801

9 782013 452298